养老护理员培训教材

（四级/中级工技能）

民政部社会福利中心　组织编写

中国社会出版社

国家一级出版社·全国百佳图书出版单位

图书在版编目(CIP)数据

养老护理员培训教材.四级/中级工技能/民政部社
会福利中心组织编写.--北京:中国社会出版社,
2023.8
　　ISBN 978-7-5087-6818-2

　　Ⅰ.①养… Ⅱ.①民… Ⅲ.①老年人－护理学－职业
培训－教材 Ⅳ.① R473.59

　　中国国家版本馆 CIP 数据核字(2023)第 133763 号

出 版 人:程 伟		终 审 人:李新涛	
策划编辑:孙武斌		封面设计:时 捷	
责任编辑:朱永玲 杨春岩		责任校对:孙武斌	

出版发行:中国社会出版社	地　　址:北京市西城区二龙路甲 33 号
邮政编码:100032	编 辑 部:(010)58124829
网　　址:shcbs.mca.gov.cn	发 行 部:(010)58124841
经　　销:新华书店	

印刷装订:中国电影出版社印刷厂	开　　本:185 mm×260 mm 1/16
印　　张:16.75	字　　数:296 千字
版　　次:2023 年 8 月第 1 版	印　　次:2023 年 8 月第 1 次印刷
定　　价:58.00 元	

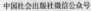

中国社会出版社微信公众号　　　　中国社会出版社天猫旗舰店

编审委员会

前言

随着我国人口老龄化程度的持续加深，加快推进养老服务行业人才培养，已经成为刻不容缓的重要任务。党中央、国务院高度重视养老服务人才队伍建设，先后出台多个文件以加快培育养老护理人才。2019年，国务院办公厅印发《关于推进养老服务发展的意见》，提出建立完善养老护理员职业技能等级认定和教育培训制度；2020年，人力资源社会保障部、民政部、财政部、商务部、全国妇联联合印发《关于实施康养职业技能培训计划的通知》，明确要求2020年至2022年，培养培训各类康养服务人员500万人次以上，其中养老护理员200万人次以上。2021年，国务院印发《"十四五"国家老龄事业发展和养老服务体系规划》，提出要加强人才队伍建设、完善人才激励政策、拓宽人才培养途径、扩大养老服务技术技能人才培训。2019年，人力资源社会保障部办公厅、民政部办公厅联合发布《养老护理员国家职业技能标准（2019年版）》（以下简称《标准》），新《标准》适应养老服务行业发展的新特点、新要求，更加符合新时代养老服务行业发展的需要，对扩大养老护理员队伍、提升养老护理员技能水平起到了重要的技术支撑作用。2021年《国家基本职业培训包（指南包 课程包）——养老护理员》（以下简称《培训包》）正式出版。

养老护理员队伍的培训与壮大，离不开专业性、系统性、科学性的培养。实施养老护理员职业技能提升行动，加强养老服务人才技能培训，培训教材将起到十分关键的作用。在此背景下，受民政部养老服务司委托，民政部社会福利中心组织《标准》《培训包》核心参编人员及相关领域专家开发编写了本套教材。本教材是基于《培训包》发布后的首套教材，实用性强、特色鲜明，内容更贴合养老服务一线实际需要。

一、加强整体研究规划，科学合理编制教材

本套教材依据《标准》和《培训包》，由服务领域资深专家、一线养老实务工作者和专业技术人员、职业院校教师等参与编写，精准理解和把握《标准》《培训包》内容，贴合养老服务一线实际需要。编写人员充分调研养老行业当前及未来需求，合理设计教材大纲内容，优化教材编写规范，完善教材编写程序，力求使教材科学、规范、先进、实用。

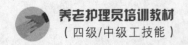
二、基于岗位核心能力和工作任务开发教材

本套教材以岗位技能为主线，以岗位能力要求为标准，基于岗位核心能力和工作任务开发。教材兼顾了专业知识与技能的衔接，体现了科学性、系统性、针对性、实用性、规范化的原则。

三、图文并茂、通俗易懂，易于学习者掌握

考虑到养老护理员队伍的整体教育程度，本教材使用了大量图片帮助读者理解内容，看图识义，确保无论是何种教育程度出身的养老护理员，均可自行或在他人协助下读懂并领悟其中的知识和技能要点，快速掌握实操技能。

四、充分融入新知识、新技术和新工艺

本套教材结合实际需求不断创新、健全，是一套充分激发相关行业专家的潜能，开发能灵活组合应用、易于迭代更新、确保技术领先的培训教材。

首批养老护理员培训教材包括《养老护理员培训教材（基础知识）》《养老护理员培训教材（五级/初级工技能）》《养老护理员培训教材（四级/中级工技能）》《养老护理员培训教材（三级/高级工技能）》四本，内容涵盖各级别养老护理员必须掌握的知识和技能。教材系统、简明、实用，方便读者学习使用。既可用于养老护理员职业技能等级培训、认定，也可作为养老服务一线从业人员、家庭养老照护人员及相关专业在校学生的学习资料。

本套教材的编写，得到了民政部养老服务司的大力支持和指导，还得到了江苏省民政厅、南京市民政局、北京大学护理学院、天津中医药大学、江苏经贸职业技术学院、南京医科大学、南京城市职业学院、北京市第一社会福利院、北京首开寸草关爱咨询有限公司、北京爱侬养老服务股份有限公司、天津市养老院、鹤童公益养老集团、南京市养老服务质量指导中心、南京市建邺区社会福利院、南京市点将台社会福利院、南京市社会福利服务协会、华邦美好家园养老集团有限公司、徐州开放大学、上海城建职业学院、安徽城市管理职业学院、浙江东方职业技术学院等单位、机构和社会组织的专家学者、教师以及实务工作者的大力支持与帮助，在此一并表示感谢。

因编者能力水平有限，编写时间紧，教材还存在不足之处，恳请广大读者批评指正。

目录

第一部分 理论知识

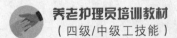

第一部分 理论知识

第一章 生活照护

第一节 清洁照护

学习要点

1. 老年人口腔清洁的方法及注意事项
2. 老年人身体清洁的基本种类、方法及特殊情况的处理方法

一、为老年人进行口腔清洁

（一）口腔清洁的概念

根据老年人的身体情况和口腔健康状况，可以通过饮水、进食、漱口、刷牙等活动对口腔起到清洁的作用。

（二）口腔清洁的目的

维持牙齿清洁、口腔黏膜完整湿润、牙龈无出血现象、无特殊气味和感染等。

（三）口腔清洁的适用范围

通过评估老年人的自理能力和口腔状况，对于能自理和半自理的老年人采用漱口和刷牙的方法；对于非自理的老年人可使用棉签或棉球清洁口腔。

（四）老年人常见的口腔清洁问题

老年人常见的口腔问题包括龋齿、缺牙、牙龈疾患和牙周疼痛等。

（五）非自理老年人的口腔清洁

对于那些依靠协助或完全依赖他人协助口腔清洁的、不能自理的老年人，可以采用棉签或者棉球进行口腔清洁。

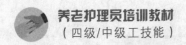

（六）非自理的老年人口腔清洁的目的

1. 保持口腔清洁

保持口腔清洁、湿润、舒适，预防口腔感染等并发症。

2. 预防呼吸道感染

口、咽、胃的分泌物极易误吸入下呼吸道而导致其感染，口腔清洁可以预防呼吸道感染和误吸。

3. 维持自尊

良好的口腔卫生可以维持较好的自我形象，提高老年人自尊水平。

（七）非自理的老年人口腔清洁注意事项

（1）棉签或棉球的水要挤净。

（2）每擦洗一个部位，只能使用一个棉签或棉球。

（3）擦洗时不要触及咽喉部。

（4）昏迷的老年人禁止漱口。

二、为特殊情况老年人进行身体清洁

（一）老年人沐浴方式概述

1. 淋浴

淋浴适合行动方便的老年人，能站立或者坐立的老年人。老年人可步行或者借助轮椅及拐杖移位至卫生间。

2. 盆浴

盆浴是比较适合老年人的沐浴方式，也是进行各种保健浴的主要方式。盆浴时可以让老年人闭目养神，有助于其放松身心，加速血液循环，但是时间不宜过长。

3. 床上擦浴

床上擦浴适用于卧床、行动不便、身体虚弱的老年人。

（二）老年人皮肤清洁的观察要点

（1）皮肤的颜色、温度、完整性、感觉和清洁程度。

（2）意识状态。

（3）肢体活动度。

（4）清洁习惯及对清洁物品的选择。

（三）常见特殊情况老年人

摔伤后骨折的老年人、有压疮的老年人、低蛋白血症引起全身水肿的老年人、糖尿病足老年人及失智老年人等。

（四）常见特殊情况老年人身体清洁要点

（1）身体虚弱的老年人，在洗浴过程中如有任何不舒适，立即停止洗浴。

（2）注意保护老年人受伤部位，如受伤的肢体、皮肤不完整的地方，避免在洗浴中造成再次受伤或者感染。

第二节　饮食照护

学习要点

1. 老年人特殊饮食处理方式

2. 老年人鼻饲进食的基本知识

3. 噎食、误吸救护知识

一、老年人特殊饮食的处理方式

（一）老年人常用饮食类型及主要原则

1. 普通膳食

（1）概念：其特点与健康人饮食基本相似。

（2）适应证：适用于消化功能正常，无发热，疾病恢复期的老年人。品种要多样化。

（3）膳食原则及加工方法：每日供给的食物品种不少于五大类，保持色、香、味、形俱全，以增进食欲。不用强烈辛辣刺激性的食品，油炸食品及不易消化的食品应少用。

2. 软食

（1）概念：其特点是介于半流质至普通膳食之间的一种饮食，每日除主食三餐外，可以另加两餐点心。

（2）适应证：适用于轻度发热，消化不良，痢疾、急性胃肠炎恢复期，或有咀嚼障碍者等。

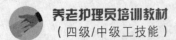

（3）膳食原则及加工方法：食物应细软易消化，主食以粥、馒头、烂饭、面条为主。肉、鸡、菜等一切食物都应切小制软。不用油炸的烹调方法，避免使用强烈刺激性调味品，选用含粗纤维少的蔬菜。

3. 半流质膳食

（1）概念：为流质至软食或普通膳食的过渡膳食，每日供应 5~6 餐。

（2）适应证：适用于发热，消化道疾病，手术后，咀嚼不便的老年人。

（3）膳食原则及加工方法：采用无刺激的半固体食物，少食多餐。各种食物均应切细、软碎、易咀嚼、易吞咽，主食可用粥、馒头、面条、馄饨、面包等；副食可用鱼、虾、肉末、豆腐、菜泥等。忌用粗纤维、粗粮、辛辣刺激、油炸及咀嚼吞咽不便的食物。一般半流质膳食：食物稀软、膳食纤维较少，根据病情和消化能力许可吃些软荤菜、软素菜及去皮软水果等；无渣半流质膳食：比较严格地限制膳食中的纤维，除过滤的菜汤、果汤、果汁外，不用其他果菜。

4. 流质膳食

（1）概念：其特点是食物为液体状，热能低、营养素不足，只能短期 1~2 天食用，如需较长期进食流质，则应改用肠内营养膳食。

（2）适应证：适用于急性感染，高热，大手术后，急性消化道炎症，吞咽、咀嚼困难，危重老年人。每日供应 5~6 次，特殊情况按临床医生或营养师医嘱而定。

（3）膳食原则及加工方法：所用的食物皆需制成液体或进口即能溶化成液体。如米汤、菜汁、藕粉、蛋羹、果汁、面糊等。避免过咸或过甜。

（二）老年人食品加工的基本方法

1. 老年人食品加工方法分类

适宜老年人进食的食品多以蒸、煮、炖为宜，既保留营养成分不流失，又容易使食物软烂、入味，方便老年人进食和营养物质的消化吸收。不宜过多采用煎、炸等烹调方式，不仅摄入油脂较多，而且不易消化。

主食加工方式：

（1）蒸：米饭、馒头、包子、红薯、山药等。

（2）煮：饺子、面条、粥等。

副食加工方式：

（1）蒸：清蒸鱼、蒜蓉娃娃菜、肉末蒸菜心、清蒸白萝卜等。

（2）煮：西红柿蛋花汤、萝卜丝汤、海带汤、时令蔬菜汤等。

（3）炒：清炒三丝、红烧豆腐等。

（4）炖：萝卜炖牛腩、冬笋老鸭汤、芪杞炖子鸡等。

2. 吞咽困难的老年人食品加工方法

（1）对于轻度吞咽困难的老年人食品加工方法。

食物应细软、不散、不黏，容易咀嚼或容易用牙龈咀嚼。适宜的食物有：蒸煮烤软烂的食物；易于烹饪的软叶蔬菜、土豆芋头和茄子；肉如虾、鱼、鸡肉等。

（2）对于中度吞咽困难的老年人食品加工方法。

食物应湿润有形状，即使没有牙齿也可以用舌头压碎，且容易形成食团，在咽部不会分散开，容易吞咽。适宜的食物有：蒸煮烤松软的半固体米面食品及制品；易煮软的叶菜、薯芋类、茄果类食物；柔软切碎、食物颗粒≤0.6cm×0.6cm 的水果；去刺去骨切碎鱼虾肉蛋类；各类乳制品。

（3）对于明显吞咽障碍的老人食品加工方法。

食物应粉碎成泥状、无须咀嚼、易吞咽。适宜的食物有：各类食物蒸煮后加工成泥状；质地细腻均匀，稠度适中；不易松散、不分层、不黏牙、能在勺子上保持形状。

（三）适宜老年人的菜肴制作要求与注意事项

（1）食材需新鲜。

（2）食材多含粗纤维。

（3）易于烧熟煮透的食材。

（4）米饭采用隔水蒸的方式，要软一些。

（5）蔬菜、肉类做得更酥烂一些。

（6）调味讲求清淡，少盐少油，不用蒜和辣椒，不使用各种刺激味蕾的食品添加剂。

（7）饮食要热，老年人对寒冷的抵抗力差，如吃冷食容易引起胃壁血管收缩，供血减少。因此老年人的饮食应稍热一些，以适口进食为宜。

二、照护戴鼻饲管的老年人进食、进水

（一）鼻饲概念及目的

鼻饲是指鼻饲饮食经过导管或硅胶管由鼻孔进入胃内，或经食管、胃、空肠造瘘管口进入消化道内，分次灌入或持续滴入的进食方式。鼻饲的目的主要是为昏迷、

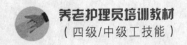

不能张口或者是张口困难的老年人提供食物、药物，以满足营养和治疗的需求。

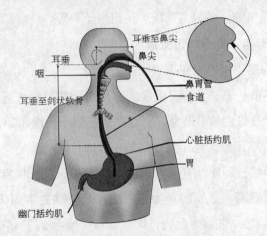

耳垂至鼻尖
鼻尖
耳垂
咽
鼻胃管
食道
耳垂至剑状软骨
心脏括约肌
胃
幽门括约肌

图 1-1-1　鼻胃管插入胃内

（二）鼻饲液的种类、成分及特点

1. 混合奶

混合奶主要适用于身体虚弱，消化功能差的鼻饲老年人。常见的有牛奶、豆浆、汤类等。长期用混合奶维持机体代谢的营养需要者，应定期测血脂、血糖等。

2. 匀浆膳

匀浆膳适用于消化功能较好的鼻饲老年人。匀浆膳是将混合食物（类似正常膳食内容）用破壁机进行搅拌打碎成均匀的混合浆液。它是种类齐全、营养均衡的易消化食品，具有口感好、易消化、配制方便的特点。常见的有煮鸡蛋、瘦肉末等。

3. 要素饮食

要素饮食适用于患有非感染性严重腹泻、消化吸收不良、慢性消耗性疾病的老年人。采用包含游离氨基酸、单糖脂肪酸、维生素、无机盐类和微量元素配制成的一种营养齐全、极易消化吸收的无渣饮食。

（三）鼻饲适应证

（1）适用于不能由口进食者，如口腔疾患、食管狭窄、食管气管瘘、某些手术后或肿瘤病人。

（2）不能张口的病人，如昏迷、破伤风及病情危重的病人。

（3）拒绝进食的病人。

（四）鼻饲用物

1. 灌注器

灌注器用来推注鼻饲液。灌注器上有刻度、活塞。其主要规格有 20ml、60ml、80ml、100ml 等。也可用 50ml 注射器推注鼻饲液。

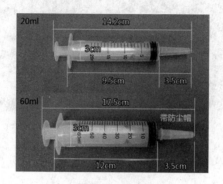

图 1-1-2　灌注器

2. 胃管

胃管一般是聚氨酯或硅胶材料，根据材质，聚氨酯、硅胶胃管应一月一换。其粗细长短均有不同规格。从鼻孔插入通过咽部、食管到达胃部，胃管容易脱出，应粘贴牢固，防止反复插管和误吸。

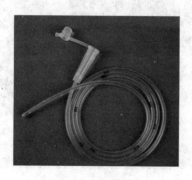

图 1-1-3　胃管

（五）胃管在胃内的判断方法

每次为老年人进行鼻饲前必须要检查胃管一端是否在胃内，以确保进食安全。若胃管出现移位，鼻饲液灌注到非消化道部位可能导致呼吸困难或者抑制。其判断方法有三种，可任选其中一种方法。

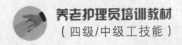

1. 抽吸胃液法

此方法为最常用的判断方法。用注射器或灌注器连接胃管末端进行抽吸，有胃液或胃内容物被抽出，证明胃管末端在胃内。

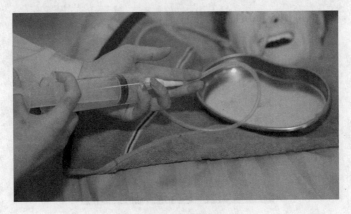

图1-1-4　抽吸胃液法

2. 气过水声法

用注射器或灌注器连接胃管末端，向胃管注入 10~20ml 空气，同时在胃区用听诊器可听到气过水声，证明胃管末端在胃内。

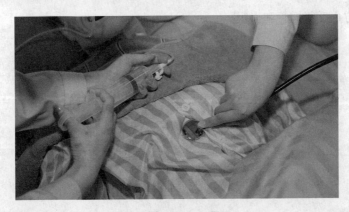

图1-1-5　气过水声法

3. 气泡逸出法

将胃管末端放入水杯内，并且浸没在水面以下，观察有无气泡溢出。无气泡溢出，表明在胃内；如有大量气泡逸出，表明误入气管。

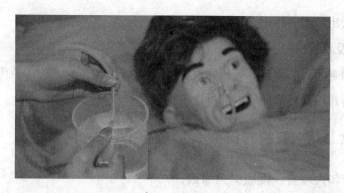

图1-1-6 气泡逸出法

（六）鼻饲的并发症

1. 腹泻

腹泻是最常见的并发症，鼻饲液一般浓度较高，刺激胃肠道分泌大量水以稀释溶液的浓度，肠道蠕动加速，易产生腹泻。此外，鼻饲液被污染也可引起腹泻。

2. 恶心呕吐

鼻饲时，若输注的速度过快或者量过大可能引起恶心、呕吐。因此推注鼻饲液前可减慢输注速度，液量以递增的方式输入，溶液温度保持在40℃左右，以减少对胃肠的刺激。

3. 胃潴留

老年人因为胃肠蠕动慢，且输入的营养液潴留于胃肠内，每次灌注鼻饲液前应先抽吸，判断胃是否已排空。若进食4小时后，可从胃管自胃腔抽出食物则提示有胃潴留，需延长输注间隔，可遵医嘱给予胃动力药，促进胃排空。

4. 高血糖或低血糖

高糖血症与大量鼻饲高渗糖饮食有关。养老护理员应多关注老年人血糖情况，以免高血糖加重病情。低血糖多发生于长期鼻饲饮食而突然停止者，为避免发生低血糖，应缓慢停用要素饮食，或者同时补充其他形式的糖。

5. 脱水

脱水可由腹泻、尿糖或者摄水不足引起。养老护理员要关注老年人有没有缺水症状，如口唇及皮肤是否干燥、定时询问老年人有无口渴现象。

6. 误吸

误吸是较严重的并发症之一，衰弱、年老或昏迷的老年人，有食管反流者尤易发生反流，吸入气管。鼻饲时应抬高床头至少30度，注意鼻饲管输注速度，监测胃

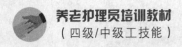

潴留量，胃管出口做一标记。

7. 脱管及堵管

脱管多因老年人烦躁时自行拔除或翻身时不慎脱落。养老护理员应安全妥善固定鼻饲管，每次输注完毕后应立即冲洗鼻饲管，避免堵塞。

三、噎食、误吸救护知识

（一）老年人噎食、误吸常见原因

1. 疾病因素

常见于脑血管意外发生后遗症的老年人、鼻咽癌化疗后的老年人等。

2. 机体老化导致吞咽功能下降

神经反射功能衰退导致吞咽肌群不协调，引起吞咽障碍，容易造成噎食和误吸。

3. 不良饮食方式

比如边吃饭边说话、嘴里食物太多等都是导致老年人噎食、误吸的原因。

4. 咀嚼和消化功能下降

老年人由于缺牙等因素造成咀嚼功能下降、消化道分泌液减少以及蠕动功能下降，都容易造成老年人噎食或者误吸。

（二）老年人噎食、误吸危害及预防措施

1. 老年人噎食、误吸危害

（1）损伤咽喉：当食物被卡在咽喉处，在用力排出过程中，会加重咽喉处的紧缩感。若频繁被噎住，应进行咽喉检查。

（2）危及性命：食物进入气道可能会造成呼吸困难和肺部感染，严重时会危及生命。

2. 老年人噎食、误吸预防措施

（1）年老体弱者进食要有专人看护，必要时需将饭菜弄成糊状。

（2）如果老年人出现情绪不稳、大喊大叫的情况应暂停进食，防止发生误吸。

（3）对暴饮暴食者，要控制进食速度，防止因进食过快造成噎食。

（4）集中进食时，要严密观察老年人进食情况，告知其注意力要集中。

（5）进食后 30 分钟保持进餐体位，然后再躺下休息。

（6）如果有吞咽障碍的情况，应根据情况选择流质或半流质饮食。进食后应少量喝汤、饮水或漱口，清理口腔的食物残渣，防止发生意外，必要时留置胃管。

第三节　排泄照护

一、使用开塞露协助老年人排便

（一）老年人便秘概述

老年人便秘是一种消化道功能性疾病，主要与生理机能老化相关。其表现是排便次数减少和排便困难，许多患者的排便次数每周少于 2 次，严重者长达 2~4 周才排便 1 次。

（二）老年人便秘的表现

老年人便秘主要表现是排便次数减少和排便困难，排便时间可长达 30 分钟以上或每天排便多次但排出困难，粪便硬结如羊粪状，且数量很少。此外老年人便秘还有腹胀、食纳减少以及服用泻药不当引起排便前腹痛等表现。

（三）解除便秘的常用方法

（1）饮食方面，少吃辛辣、油炸的食物，尽可能以清淡的食物为主，多吃含膳食纤维比较多的食物，比如青菜或者新鲜的水果如香蕉、猕猴桃、苹果等。

（2）改善自己的生活方式，适当运动、顺时针按摩肚子。

（3）以上措施如不能缓解症状，应遵医嘱给予药物性的对症治疗，如乳果糖口服液、双歧杆菌胶囊等。便秘比较严重的，可以给予开塞露或者温肥皂水灌肠。如果药物治疗仍反复不见缓解，最好完善肠镜检查，进一步协助诊治。

（四）开塞露的适用人群

有大便干结、大便不易排出、经常便秘的老年人。

（五）开塞露的副作用

开塞露属于一种刺激性泻药，短期、少量使用副作用不明显。

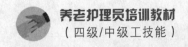

1. 药物依赖性

耐药性形成，疗效降低，加大用药量，疗效较差。长期使用开塞露的人，一旦停用开塞露后，很难排出大便。

2. 肠道敏感性降低

长期使用开塞露后，肠道的刺激敏感性降低，即使有粪便，也很难产生便意感。

3. 习惯性便秘

开塞露的主要成分是甘油，能吸收肠壁的水分，可引起肠壁干燥形成习惯性便秘。

（六）开塞露的用法及用量

将开塞露容器顶端刺破或剪开，涂以油脂少许，缓慢插入肛门，然后将药液挤入直肠内，成人一次 1 支。让老年人左侧卧位于床上，用药后休息几分钟，有便意再去协助其排便。

（七）使用开塞露的注意事项

（1）刺破或剪开后的注药导管的开口应光滑，以免擦伤肛门或直肠。对有痔疮的老年人，操作要柔和，导管插入之前，多挤一些开塞露润滑肛门及肛周。

（2）对本品过敏者禁用，过敏体质者慎用。

（3）本品性状发生改变时禁止使用。

二、为老年人人工取便

（一）老年人排便不畅的常见原因

1. 年龄因素

随着年龄增长各项生理机能衰退，老年人进食和体力活动明显减少，胃肠道分泌消化液减少，造成排便推动力不足，从而引起便秘。

2. 不良生活习惯

老年人喜欢进食较精细食物，而且进食量较少，肠壁缺少来源于食物纤维的规律刺激，排便反射减弱。

3. 排便习惯受到干扰

部分因素改变如生活环境、生活习惯改变，非固定排便时间可能会影响正常排便，从而引起便秘发生。

4. 心理因素

老年人常出现抑郁、焦虑等心理障碍，容易引起便秘。

（二）人工取便的定义及适用对象

1. 人工取便的定义

人工取便是指用手指取出嵌顿在直肠内的粪便。

2. 人工取便的适用对象

长期便秘导致大量的粪便淤积在直肠内，加之肠腔吸收水分过多，而粪便形成质地坚硬的粪石，嵌顿在肠内，经灌肠或通便后仍无效时，可采取人工取便以解除老年人的痛苦。

（三）人工取便的目的

人工取便的目的是为了及时解除老年人排便不畅的痛苦和避免排便时因过度用力出现心脑血管的意外。

（四）人工取便的方法

协助老年人取左侧卧位，养老护理员戴上手套，润滑食指，嘱咐老年人深呼吸放松腹肌，等肛门松弛后，食指轻轻插进老年人的直肠，慢慢将粪便一点一点地掏出来。

（五）人工取便的注意事项

（1）动作轻柔，避免损伤肠黏膜或引起肛门周围水肿。

（2）勿使用器械掏取粪便，以避免误伤肠黏膜而造成损伤。

（3）取便时，注意观察病人，如发现其面色苍白、出冷汗、疲倦等反应，必须暂停，让其休息片刻后再操作。

三、为肠造瘘老年人更换造瘘袋

（一）肠造瘘概述

肠造瘘又称"人工肛门"。用手术方法将结肠开口于腹壁上，使其与体外直接相通，做一个永久性或暂时性的粪便排出口，以利排出粪便和代替原有肛门的作用。其适用于肠道远端梗阻（恶性肿瘤、良性狭窄及闭锁）或严重的结肠损伤。

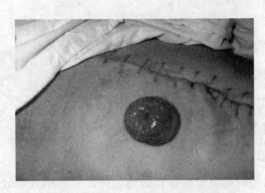

图 1-1-7　肠造瘘口

（二）造瘘袋种类

造瘘袋是用于储蓄人体排泄物的容器。

造瘘袋更换方法：首先摘除旧的造瘘袋，观察和清洁造瘘口周边皮肤，然后裁剪造瘘袋底盘后，贴上造瘘袋。

造瘘袋分为一件式和两件式。

一件式：通常是一次性的，可有剪定的开口，简单易使用，适用于手脚灵活的老年人。

两件式：袋子与底盘可分开，不用撕开底盘可护理造口，袋子更换方便，保护造口周围皮肤；底盘可按造口形状大小剪切。

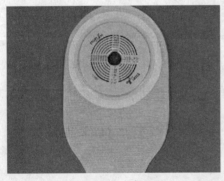（a）一件式造瘘袋　　　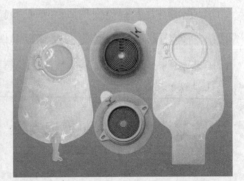（b）两件式造瘘袋

图 1-1-8　造瘘袋

（三）肠造瘘口的护理方法及注意事项

（1）注意加强观察肠造瘘口有无并发症，如回缩、出血或坏死，造瘘口周围皮肤有无发红、肿痛或溃烂等表现。

（2）保持造瘘口周围皮肤的清洁、干燥。指导或协助老年人排便后用温开水清洗造瘘口周围的皮肤，清洁后擦干，在造瘘口周围涂擦保护剂，以防止因大便浸渍而出现皮炎。

（3）注意观察袋内排泄物的颜色、性状和量，有粪便时应及时清空造瘘袋。

（4）建议老年人穿着宽松舒适的衣裤，安装造瘘袋时动作要轻稳，以防发生出血和感染。

（5）保持老年人床单的清洁、干燥，随时更换污染的衣物、被服。

（6）鼓励老年人少食多餐。避免进食刺激性、易产生胀气、不易消化及有臭味的食物；忌烟酒；养成卫生进食习惯，防止饮食不当引起腹泻或便秘。

（7）提醒老年人养成定时排便的习惯。

（8）沐浴时，注意造瘘口保持干燥。使用两件式造瘘袋，在底盘与皮肤接触处封上一圈防水胶布即可。一件式造瘘袋可以覆盖清洁食品袋，外周封上一圈防水胶布。

（9）维持老年人自尊，可适当参加一些轻缓的体育活动，不要活动过度造成造瘘口旁疝或造瘘口脱垂。

四、尿量记录方法

（一）24 小时尿量留取方法

选取一个干净、干燥可以留尿的较大容器，比如矿泉水瓶等，准备留尿。

早晨起床后第一次排出的尿液弃去并且记录时间，从第二次排尿开始的每一次尿液都收集起来，一直留到次日的相同时间。例如，老年人上午 8 时排尿一次，将膀胱排空，弃去尿，此后收集各次排出的尿，直至次日上午 8 时最后一次排尿的全部尿液。尿液中某些成分 24 小时不同时间内的排泄浓度不同，如肌酐、总蛋白质、电解质等，为了较准确地定量分析这些成分，必须采集 24 小时尿液。用量筒记录好总的尿量，总尿量需要记录清楚并且及时记录到记录单上。

（二）24 小时尿量留取注意事项

（1）所留尿液放在阴凉处。

（2）总尿量记录一定要准确。

（3）装进试管前要混合均匀。

（4）留尿之前要正常饮食，避免大鱼大肉。

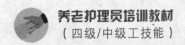
（5）留尿当天不要进行非常剧烈的运动，如打篮球、踢足球、长时间跑步等，这会影响蛋白尿老年人的定量结果。

五、留置尿管老年人尿液情况观察及报告

（一）老年人正常尿液的量及性状

正常情况下，老年人尿量每日应为1000~2000ml，淡黄色，清澈透明。

（二）留置导尿概述

1. 留置导尿的定义

留置导尿是用导尿管导尿，将尿管留置于膀胱内并外接引流管，使尿液经引流管储于集尿器的方法。

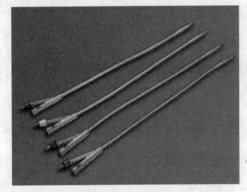
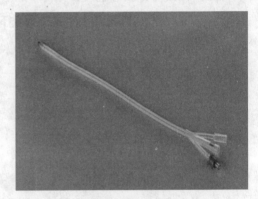

（a）二腔式导尿管　　　　　　　　　　（b）三腔式导尿管

图1-1-9　导尿管

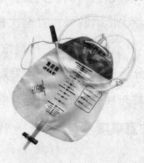

图1-1-10　集尿袋

2. 留置导尿的适用人群

留置导尿适用于尿潴留或尿失禁老年人。

（三）留置导尿常规护理措施

（1）保持引流通畅，避免导管受压、扭曲、堵塞。

（2）防止逆行感染。保持尿道口清洁，每日用碘伏清洁尿道口2次，每日定时更换集尿袋，记录尿量，每周更换导尿管1次，引流管及集尿袋均不可高于膀胱，切忌尿液逆流。

（3）鼓励老年人多饮水，常更换卧位，若发现尿液混浊、沉淀或出现结晶，应及时报告。每周查尿常规1次。

（4）训练膀胱功能。可采用间歇性阻断引流，使膀胱定时充盈、排空，促进膀胱功能的恢复。

（四）留置尿管老年人尿液观察要求

（1）尿量增多或减少。询问老年人进食、饮水情况，是否输入大量液体或服用利尿药物；尿量偏少时，应检查导尿管是否通畅，有无反折。

（2）尿液颜色出现异常时，询问老年人是否服用特殊颜色果蔬或药物。如出现血尿，及时汇报医务人员。

（3）当养老护理员无法确定尿量及颜色改变的原因时，应留取标本，报告相关人员确定是否送检标本，并做好记录。

（4）对于长期留置导尿的女性老年人，容易出现漏尿现象，要留意观察，做好清洁照护和心理疏导，维护老年人尊严。

（五）留置尿管老年人异常尿液观察内容

（1）尿量。尿量增多和尿量减少，是否在正常范围内。

（2）尿量颜色。黄色变深、澄清或黄色以外的颜色要做好记录。

（3）尿量引流不顺畅和堵管情况。

（4）尿液有沉淀或者有其他絮状物质。

（5）会阴分泌物过多或者周边皮肤完整性受损，如发红、破溃、炎症等。

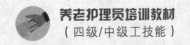
第四节　睡眠照护

学习要点

1. 老年人睡眠环境问题评估知识
2. 老年人睡眠障碍相关知识
3. 老年人睡眠指导知识

一、评估老年人睡眠环境

（一）老年人睡眠的特点

老年人的睡眠时间缩短，60~80岁的健康老年人，就寝时间平均为7.5~8小时，但睡眠平均时间为6~6.5小时，易受内外因素的影响，睡眠变得断断续续，浅睡眠时间增多，深睡眠时间减少，容易早醒，倾向于早睡早起。

（二）影响老年人睡眠的环境因素

1. 噪声问题

在老年人生活环境中，白天较理想的噪声强度是35~40分贝，夜里最好低于35分贝。噪声会引起老年人入睡困难或入睡中断，影响老年人睡眠质量。

2. 温度问题

环境温度过高会使老年人神经系统受到抑制，环境温度过低会引起老年人肌肉紧张，温度过高或过低都会影响老年人的睡眠质量。

3. 湿度问题

环境湿度过高会使老年人感到气闷，环境湿度过低会引起老年人口舌干燥、食欲不振，同时影响睡眠质量。

4. 光线问题

光线过强不利于老年人入睡，光线过于昏暗容易引起老年人跌倒或坠床。

5. 通风问题

污浊的空气中含氧量不足，会使老年人出现烦躁、倦怠、头晕等表现，不利于睡眠。一般在老年人睡前通风30分钟即可使老年人的睡眠环境空气清新，没有异味。

6. 色彩问题

色彩过于浓重的暖色或冷色，可造成老年人情绪兴奋或抑郁而影响睡眠。通常老年人房间墙壁颜色应淡雅，如淡黄色、淡绿色或淡粉色等。

7. 床单位布置问题

枕头的高矮、棉胎的厚度、床单被套的材质等都会影响老年人的睡眠，应根据老年人的喜好选择高矮合适的枕头，根据季节选择合适厚度的棉胎，尽量选择棉质的床单被套。

二、照护睡眠障碍老年人入睡

（一）睡眠障碍概述

睡眠障碍是指睡眠时间病理性延长或缩短，睡眠-觉醒节律紊乱，睡眠中出现异常行为等病理性睡眠状态。老年人睡眠障碍呈现出睡眠碎片化、浅睡眠增加、睡眠效率降低、睡眠质量下降等特点。

（二）老年人睡眠障碍的常见原因及表现

1. 老年人睡眠障碍的常见原因

（1）疼痛。疼痛是影响老年人睡眠的最主要因素。老年人出现诊断明确的疾病性疼痛时，应遵照医嘱按时按量给予止痛药。同时，做好老年人的心理疏导，缓解由疼痛引起的不良情绪。

（2）被动体位。老年人因病采取被动体位，或不能自理的老年人未按时翻身，长时间处于一种卧姿，造成肌肉疲劳而难以入眠。

（3）管道。身上有各种引流管的老年人在翻身时可能会造成牵拉不适，引起睡眠障碍。

（4）居室环境。如前文所述，居室的温度、湿度、色彩、声光、通风、床单位情况不适宜的时候都会引起老年人睡眠障碍。

2. 老年人睡眠障碍的常见表现

（1）入睡困难。如果入睡时间超过30分钟及以上为入睡困难。

（2）睡眠维持障碍。夜间觉醒次数超过两次或以凌晨早起为标准判断老年人是否存在睡眠维持障碍。

（3）睡眠质量下降。睡眠质量下降主要有睡眠浅、梦多、易醒等表现。

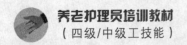

（三）老年人常见的不良睡眠习惯

1. 白天睡眠过多

白天睡眠过多会干扰老年人生物钟，从而影响老年人睡眠质量。

2. 睡前过饱或进食不足

睡前过饱会加重胃肠道负担，晚间进食不足也会引起胃肠道不适，从而影响睡眠。

3. 睡前运动强度过大

睡前运动强度过大会让老年人处于肌肉和神经系统的兴奋状态，从而影响睡眠。

4. 睡前喝浓茶或咖啡

浓茶、咖啡等刺激性饮料会引起老年人精神亢奋，入睡困难。

5. 睡前看刺激性的影视剧或书籍

睡前看刺激性的影视剧或书籍会让老年人思绪活跃，难以入睡。

（四）老年人睡眠障碍的照料方法

（1）睡前热水泡脚。

（2）睡前喝热牛奶。

（3）保持白天适度运动。

（4）养成定时上床睡觉的习惯。

三、指导老年人改变不良睡眠习惯

（一）建立规律的生活作息习惯

养老护理员配合照护团队共同讨论并制定老年人的照护时间安排表，指导并带领老年人合理安排每一天的活动，劳逸结合，锻炼身体，保持积极状态。

（二）保持适当的活动

合适的运动有助于入睡，并增加深睡眠的时间。长期坚持适当的身体活动还可以降低高血压、糖尿病、心血管病的发病风险。

（三）选择舒适的睡眠用品

选择舒适、符合老年人喜爱的床及床上用品，如枕头、床垫、床单等，会使老年人有熟悉感，感到安心和踏实，提高睡眠质量。老年人睡觉时应选择宽松、柔软、舒适的睡衣。

（四）科学调整卧室环境

老年人的卧室是其一天的主要生活场所，卧室环境的舒适度在很大程度上影响着睡眠质量。老年人入睡前，养老护理员应根据季节特点、老年人的疾病情况、个人喜好等调整好卧室的温度、湿度、光线，避免环境因素的干扰，营造舒适、温馨的睡眠环境。

（五）做好睡前准备工作

晚餐应清淡，不宜过饱或过于饥饿，睡前不再进食，尤其是不饮用刺激性的饮品。老年人在睡前做好个人清洁卫生，可以在睡前用热水泡脚，以促进睡眠。睡前保持情绪稳定，不宜用脑过度或活动过度。

（六）维持稳定的情绪

根据老年人的性格特点、兴趣爱好，选择合适的放松方式，如睡前听柔和、舒缓的轻音乐，冥想等，营造轻松愉悦的睡眠氛围。

（七）采取舒适的睡眠姿势

良好的睡眠姿势可以改善睡眠质量，使全身肌肉放松。部分老年人喜欢右侧卧位，既可避免心脏受压，又利于血液循环。但是卧姿不要固定不变，睡眠中可根据自己的感受进行调整。

第五节 环境清洁

学习要点

1. 消毒隔离的基本知识
2. 消毒隔离的原则和基本方法
3. 垃圾分类的处理方法及原则

一、环境和常用物品的清洁、消毒方法

（一）消毒隔离的相关概念

1. 消毒

消毒是指清除或杀灭传播媒介上的病原微生物，使其达到无害化的处理。

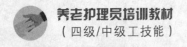
2. 隔离

隔离是将传染源（传染病老年人或病原体携带者）、高度易感人群安置在指定地点，暂时避免和周围人群接触，采用各种方法、技术，防止病原体从传染源传播给他人的措施。通过隔离可以切断感染链的三个环节要素，即传染源、传播途径和易感人群之间的联系，从而控制传染病的蔓延，是预防机构内感染的重要手段。

（二）消毒隔离的原则

1. 消毒的原则

（1）物品消毒前必须先清洗、擦干，表面无明显污垢；当受到老年人的血液、体液等污染时，先去除污染物，再清洁与消毒。地面应湿式清扫，床头桌、椅每日湿式擦拭，保持清洁；当有血迹、粪便、体液等污染时，要用有效消毒剂擦净。

（2）应根据消毒物品的性质选择消毒方法，例如，光滑表面的物品可以用紫外线灯近距离照射或者用化学消毒剂擦拭，多孔材料的表面宜采用浸泡或喷雾消毒。

（3）在消毒过程中应注意保护物品不被破坏。

（4）养老护理员必须掌握消毒剂的有效浓度、消毒时间及使用方法。

（5）养老护理员必须熟悉常用消毒方法的注意事项，做好自身防护。

（6）老年人出院或死亡后，居室及室内物品必须做好终末消毒。

（7）养老机构的日常清洁及预防性消毒以清洁为主，预防性消毒为辅，应避免过度消毒，受污染时应随时清洁消毒。

（8）消毒工作应符合相关规范要求，消毒用品应避免失智老年人接触。

（9）电器应避开喷洒，需要擦拭的应防止短路。

2. 隔离的原则

（1）养老护理员在护理每位老年人前后要洗手，在协助老人餐前便后要洗手，在接触老年人的血液、体液和被污染的物品后必须洗手。

（2）老年人的毛巾、脸盆、牙刷、剃须刀、便器、尿壶等应专人专用。

（3）各护理单元应定期通风换气，抹布、拖把应分区专用，用后消毒、洗净、晾干。

（4）对入住后患传染病的老年人，按照规定及时向有关部门报告，采取必要的隔离措施，并通知其托养人或亲属转送专门的医疗机构治疗。其用过的物品、被服和居室都要严格消毒处理。

（5）隔离室（区）标识清楚，卫生设施齐全，环境定期消毒，物品处置规范。

（三）消毒剂消毒原理

不同成分的消毒剂原理不同，常用的有氧化类、醛类、酚类、醇类消毒剂。

1. 氧化类消毒剂

其原理是通过释放出新生态原子氧来氧化菌体中的活性基团，杀菌特点是作用快而强，能杀死所有微生物，包括细菌芽孢、病毒。以表面消毒为主，如二氧化氯、过氧化氢、臭氧、次氯酸钠等，该类消毒剂为灭菌剂。

2. 醛类消毒剂

其原理是使蛋白变性或烷基化，杀菌特点是对细菌、芽孢、真菌、病毒均有效，如甲醛、戊二醛等。该类消毒剂可做灭菌剂使用。

3. 酚类消毒剂

其原理是使蛋白变性、沉淀或使酶系统失活，杀菌特点是对真菌和部分病毒有效。

4. 醇类消毒剂

其原理是使蛋白变性，干扰代谢，杀菌特点是对细菌有效，对芽孢、真菌、病毒无效，如乙醇、异丙醇等。该类消毒剂为中效消毒剂，只能用于一般性消毒。

（四）常见消毒液的配制方法和使用方法

1. 常见消毒液的配制方法

（1）含氯消毒液的配制方法

配制含氯消毒液包括使用含氯消毒片（500mg 有效氯/片）或者使用"84"含氯消毒液（有效氯含量≥5%）配制，配制比例见表 1-1-1。

表 1-1-1　含氯消毒液浓度及配制方法

浓度	用途	配制方法	
		含氯消毒片	含氯消毒液
0.025%（1000ml 水中含 250mg 有效氯）	物品消毒	1 片含氯消毒片+水 2000ml	1 份 5%的含氯消毒剂+199 份水
0.05%（1000ml 水中含 500mg 有效氯）		1 片含氯消毒片+水 1000ml	1 份 5%的含氯消毒剂+99 份水
0.1%（1000ml 水中含 1g 有效氯）	排泄物和用具	2 片含氯消毒片+水 1000ml	1 份 5%的含氯消毒剂+49 份水
0.2%（1000ml 水中含 2g 有效氯）	隔离老年人	4 片含氯消毒片+水 1000ml	1 份 5%的含氯消毒剂+24 份水

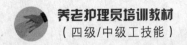

（2）过氧乙酸的配制方法

过氧乙酸原液浓度一般为 1.5%~2.0%，配制方法见表 1-1-2。

表 1-1-2　过氧乙酸浓度、用途、配制方法

浓度	用途	配制方法
0.1%~0.2%	物体表面消毒	过氧乙酸的量 = $\dfrac{\text{消毒液浓度} \times \text{配制毫升数}}{\text{过氧乙酸原液浓度}}$
0.2%	空气消毒	
0.05%	食品用工具、设备消毒	
0.2%~0.5%	传染病	

（3）医用酒精的配制方法

医用酒精为 75% 的乙醇，无须配制。医用酒精易挥发、易燃，需储藏在阴凉、低温处，周围无明火。开瓶后，剩余医用酒精需拧紧瓶盖。

2. 常见消毒液的使用方法

医用酒精常用于物品表面和手消毒，使用方法为擦拭或喷洒。含氯消毒液和过氧乙酸使用方法见表 1-1-3。

表 1-1-3　消毒液使用范围和方法

含氯消毒液	过氧乙酸	消毒适用范围	消毒方法
250mg/L		口杯、毛巾、脸盆、脚盆、抹布、餐具、药杯等	浸泡消毒
500mg/L	0.1%~0.2%	卫生间、浴室、污物处理间、医疗废弃物暂存处、洗衣房的地面	湿拖或喷洒
		地巾、拖把、体温表盛器、湿化瓶和内芯、治疗盘	浸泡
1000mg/L		床架、桌椅、抽屉的终末消毒、治疗台面	擦拭
		坐便器、坐浴椅	擦拭消毒
		便器（专人）	浸泡
2000mg/L	0.5%	疑似传染性衣物及床上用品、体温表	浸泡

二、床旁消毒隔离的基本方法和操作要点

(一) 床旁消毒隔离的基本方法

1. 床旁消毒的基本方法

（1）擦拭消毒法是指选用易溶于水、穿透性强、无显著刺激性的消毒剂，擦拭被污染的物品表面或皮肤、黏膜，在标准的浓度和时间里达到消毒目的。

（2）浸泡消毒法是指将需消毒的物品洗净、擦干后浸没于消毒剂内，在标准的浓度和时间内，达到消毒目的。

（3）喷雾消毒法是指借助喷雾器，使化学灭菌消毒剂产生微粒气雾，均匀地喷洒于空气和物品表面进行消毒的方法。常用于地面、空气、墙壁等的消毒。

2. 床旁隔离的基本方法

（1）呼吸道隔离。

适用于病原微生物随飞沫及分泌物排出而传播的呼吸道传染病，例如流行性感冒、肺结核、猩红热等。通向过道的门窗必须关闭，老年人离开居室时需戴口罩，养老护理员进入老年人居室时需戴口罩，并保持口罩干燥，必要时穿隔离衣。为老年人准备专用的痰杯，口、鼻分泌物须经消毒处理后方可丢弃。老年人居室内空气用消毒液喷洒或紫外线照射消毒，每天一次。

（2）消化道隔离。

消化道隔离适用于由老年人的排泄物直接或间接污染了食物或水源而引起传播的疾病，例如伤寒、甲型肝炎、细菌性痢疾等。肠道隔离可切断粪-口传播途径。不同病种的老年人最好分室居住，如同居一室，须做好床边隔离。老年人的物品专人专用，以防交叉感染。养老护理员接触不同病种病人时需分别穿隔离衣，接触污物时戴手套。居室应具有防蝇设备，并做到无蟑螂、无老鼠。老年人的餐具、便器专人专用，严格消毒，剩余食物及排泄物应消毒处理后才能丢弃，被粪便污染的物品要随时装袋，做好标记后送消毒或焚烧处理。

(二) 空气消毒的操作方法

空气消毒的方法有很多，包括开窗通风、紫外线消毒、臭氧空气消毒等。

1. 开窗通风

每天开窗通风至少 2 次，保持空气流通和对流，每次通风 30 分钟以上，对流可净化空气和环境，减少细菌、病毒数量。

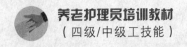

2. 紫外线消毒

该方法是利用适当波长的紫外线，破坏病原微生物中的 DNA 或 RNA 的分子结构，从而使生长性细胞死亡，达到消毒的目的。消毒时要注意紫外线灯管的照射强度、照射时间、照射距离，以免影响消毒效果。用此方法消毒时，应避免人体接触紫外线照射，以免对人体造成不良后果。

3. 臭氧空气消毒

臭氧是一种强氧化剂，可分解细菌内部葡萄糖所需的酶物质，直接破坏细菌细胞器、DNA、RNA，使细菌的新陈代谢被破坏，导致细菌灭活死亡。

三、垃圾分类处理方法

（一）垃圾分类方法

1. 生活垃圾

（1）有害垃圾。主要包括：废电池（镉镍电池、氧化汞电池、铅蓄电池等），废荧光灯管（日光灯管、节能灯等），废温度计，废血压计，废药品及其包装物，废油漆、溶剂及其包装物，废杀虫剂、消毒剂及其包装物，废胶片及废相纸等。

（2）可回收物。主要包括：废纸、废塑料、废金属、废包装物、废旧纺织物、废弃电器电子产品、废玻璃、废塑铝复合包装等。

（3）其他垃圾。除上述规定的有害垃圾、可回收物之外的其他生活垃圾，还包括污染纸张、一次性餐具、烟头、健康的老人用过的纸尿裤、护理垫等。

（4）厨余垃圾。包括丢弃不用的菜叶、剩菜、剩饭、果皮、蛋壳、茶渣、骨头等。

2. 医疗垃圾

被老年人体液、血液污染的物品为医疗垃圾，如棉签、口罩、隔离衣、一次性手套等，应丢入黄色医疗垃圾袋内。

（二）垃圾分类的原则

（1）严格分类管理。

（2）规范收集暂存。

（3）明显标识分类。

（三）垃圾处理方法

养老护理员需要清楚常见垃圾的分类，并严格分类丢弃。

（四）垃圾处理注意事项

（1）不得取出已放入包装袋内的医疗垃圾等。

（2）严禁通过踩压增加废弃物盛装量的行为。

（3）严禁在收集点存放个人物品。

（4）禁止将医疗垃圾置于收集点以外的区域露天堆放。

（5）转运桶盛满后及时通知专人将医疗垃圾转运到指定点。

（6）禁止将医疗垃圾混入生活垃圾。

第二章 基础照护

第一节 体征观测

1. 测量生命体征的方法及观察要点
2. 测量体重的方法及注意事项
3. 测量血糖的方法及观察要点

一、老年人生命体征的测量与记录

（一）发热类型划分

一般而言，当腋下、口腔、直肠温度分别超过37℃、37.3℃和37.6℃，或在24小时内温度波动超过1.2℃以上，即称为发热。

1. 按照发热程度划分

以腋温为例，发热程度可划分为：

（1）低热：37.1~38.0℃。

（2）中等热：38.1~39.0℃。

（3）高热：39.1~41.0℃。

（4）超高热：41℃以上。

2. 按照热型划分

（1）稽留热。体温持续在39~40℃，达数日或数周，24小时波动范围不超过1℃。常见于急性传染病，如大叶性肺炎、伤寒等。

（2）弛张热。体温在39℃以上，波动幅度较大，24小时内温差超过1℃，但最低体温仍高于正常水平。常见于败血症、风湿热、化脓性炎症等。

（3）间歇热。高热和正常体温交替出现，即体温骤升至39℃以上，持续数小时

30

或更长，然后下降至正常或正常以下，经一段时间的间歇，体温又升高，并反复发作。常见于疟疾等。

（4）不规则热：发热无一定规律，且时间不定。常见于流行性感冒、癌症发热等。

（二）对高热老年人的观察要点

建议每 4 小时给高烧老年人测量 1 次体温，待体温恢复正常 3 天后，改为每日测量 2 次。同时注意观察呼吸、脉搏、血压、热型、发热程度及出汗情况。此外还应注意观察是否有淋巴结肿大、结膜充血、关节肿痛等伴随症状，如果出现高烧不退的情况，应及时报告。

（三）异常脉搏、呼吸、血压观察与记录

1. 异常脉搏

（1）脉率异常。①速脉：又称心动过速，是指在安静状态下成人脉率超过 100 次/分。常见于发热、甲状腺功能亢进、大出血、疼痛等老年人。一般体温每升高 1℃，老年人脉率每分钟约增加 10 次。②缓脉：又称心动过缓，是指在安静状态下成人脉率少于 60 次/分。常见于颅内压增高、甲状腺功能减退、房室传导阻滞或服用某些药物如地高辛等。

（2）节律异常。①间歇脉：在一系列正常均匀的脉搏中，出现一次提前而较弱的脉搏，其后有一较正常延长的间歇（代偿性间歇），称间歇脉，亦称期前收缩。②脉搏短绌：在同一单位时间内脉率少于心率。听诊时心律完全不规则，心率快慢不一，心音强弱不等。常见于心房纤颤的老年人。

2. 异常呼吸

（1）频率异常。①呼吸过速：成人在安静状态下呼吸频率超过 24 次/分，称为呼吸过速。常见于发热、疼痛、甲状腺功能亢进、贫血等老年人。一般体温每升高 1℃，呼吸频率每分钟增加 3~4 次。②呼吸过缓：成人在安静状态下呼吸频率低于 10 次/分，称为呼吸过缓。常见于颅内压增高、巴比妥类药物中毒等。

（2）声音异常。①蝉鸣样呼吸：吸气时产生一种极高的音响，似蝉鸣样。多因声带附近受压、空气吸入困难所致。常见于喉头水肿、痉挛、喉头异物等。②鼾声呼吸：呼吸时发出一种粗大的鼾声。由于气管或支气管内有较多的分泌物积蓄所致，多见于昏迷老年人，也可见于睡眠呼吸暂停综合征老年人。

（3）呼吸困难。呼吸困难是指呼吸频率、节律和深浅度的异常。老年人主观上

感到空气不足、胸闷，客观上表现为呼吸费力，可出现鼻翼扇动、端坐呼吸、辅助呼吸肌参与呼吸活动及末梢发绀等。主要由于气体交换不足、机体缺氧所致。可分为以下几种。

①吸气性呼吸困难：老年人表现为吸气困难，吸气时间延长，伴有明显的三凹征（胸骨上窝、锁骨上窝、肋间隙凹陷）。

②呼气性呼吸困难：老年人表现为呼气费力、呼气时间延长。

③混合性呼吸困难：老年人表现为吸气、呼气均感费力、呼吸表浅、频率增加。

3. 异常血压

（1）高血压。未服用抗高血压药的情况下，成人收缩压≥140mmHg 和（或）舒张压≥90mmHg。《中国高血压防治指南》（2018 年修订版）将高血压定义为：未服用抗高血压药的情况下，非同日 3 次测量诊室血压，成人收缩压≥140mmHg 和（或）舒张压≥90mmHg；收缩压≥140mmHg，舒张压＜90mmHg 为单纯收缩期高血压。

关于高血压的分类标准，《中国高血压防治指南》（2023 年修订版）中把血压分为正常血压、正常高值及高血压。按血压水平将高血压分为 1、2、3 级。将血压收缩压＜120mmHg，舒张压＜90mmHg 列为正常血压，收缩压 120～139mmHg，舒张压 80～89mmHg 列为正常高值，如表 1-2-1 所示。根据我国流行病学数据分析的结果，血压处在正常高值范围内者，应改变生活方式，及早预防，以免发展为高血压。

表 1-2-1　血压水平的定义和分类

类别	收缩压/mmHg	舒张压/mmHg
正常血压	＜120 和	＜90
正常高值	120～139 和（或）	80～89
高血压	≥140	≥90
1 级高血压（轻度）	140～159 和（或）	90～99
2 级高血压（中度）	160～179 和（或）	100～109
3 级高血压（重度）	≥180 和（或）	≥110
单纯收缩期高血压	≥140	＜90

（2）低血压。正常状态下，成人收缩压≤90mmHg，舒张压≤60mmHg，称为低血压。常见于大量失血、休克、急性心力衰竭等情况。

（3）脉压变化。①脉压增大：脉压超过 40mmHg，称为脉压增大。常见于主动脉硬化、主动脉瓣关闭不全、甲状腺功能亢进等。②脉压减小：脉压低于 30mmHg，称为脉压减小。常见于心包积液、缩窄性心包炎、心力衰竭等。

（四）血压计概述

在初级教材中已介绍过测量生命体征的基本知识、观察要点以及体温计的分类，这里不再赘述，重点介绍血压计的相关知识。养老机构常用的血压计有以下两种。

1. 水银血压计

水银血压计由玻璃管、标尺和水银槽等结构构成，标尺上每一小格为 2mmHg，水银血压计的优点是测得的数值准确可靠，但较笨重，不便携带，且玻璃管易碎。

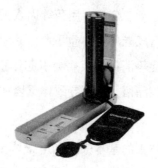

图 1-2-1　水银血压计

2. 电子血压计

电子血压计可于数秒内在显示屏上直接显示血压值和脉搏数值，操作方便，清晰直观，携带方便，但测得的数值没有水银血压计准确可靠。

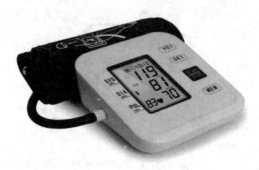

图 1-2-2　电子血压计

（五）脉搏短绌的特点、测量方法及记录

脉搏短绌常见于心房颤动的老年人，是指出现心跳和脉搏的次数不相同的情况，

心率大于脉率。临床上常用两人去测量，一人拿听诊器测量心率，另一人测量脉率并记录时间。1分钟后，分别记录两人所数的次数。

二、老年人体重的测量与记录

（一）测量体重的重要性、影响老年人体重变化的因素

1. 测量体重的重要性

测量体重能发现体重变化情况，体重增长过多过快或突然降低都可能是疾病表现。定期监测体重有助于及早发现问题，给予干预。

2. 影响老年人体重变化的因素

老年人的体重受饮食、运动、疾病、用药等因素的影响。营养过剩易造成老年人体重超重，营养不良则易造成老年人体重下降；运动有利于保持体重稳定；某些疾病会造成体重改变，如癌症等消耗性疾病会引起体重突然下降；在用药方面，例如激素类药物可能会引起水钠潴留，从而导致体重增加。

（二）电子座椅秤

在初级教材中已介绍过体重的基本知识和电子体重秤、身高体重测量仪、轮椅秤等常用体重测量仪，这里不做赘述，只补充介绍电子座椅秤和身高体重指数的相关知识。

电子座椅秤带有脚轮，可以移动，由座椅、椅架、显示仪表、脚踏等结构构成，适用于下肢肌力不足、不能站立和行走的老年人。

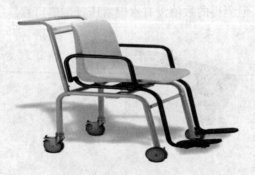

图1-2-3　电子座椅秤

（三）体质指数

体质指数的英文缩写是 BMI（Body Mass Index），是国际上常用的衡量人体胖瘦程度以及是否健康的标准。计算公式为：BMI＝体重（千克）÷身高（米）^{2}，对于中

国老年人，其正常范围是 18.5～23.9，24～27.9 为超重，BMI ≥ 28 为肥胖，BMI < 18.5 为消瘦。

三、老年人血糖的测量与记录

(一) 血糖概述

1. 血糖的正常值

血液中的葡萄糖称为血糖。空腹血糖为 8～10 小时不进食所监测的血糖值；餐后血糖通常以进食第一口饭起计时，餐后 2 小时所监测的血糖值。空腹血糖正常值为 3.9～6.1mmol/L；餐后 2 小时血糖正常值为不超过 7.8mmol/L。

2. 低血糖的识别及处理

对于非糖尿病老年人，低血糖的标准为血糖低于 2.8mmol/L；对于糖尿病老年人，只要血糖水平低于 3.9mmol/L 就属于低血糖的范畴。当老年人出现低血糖的情况时，其反应主要有饥饿感、乏力、出汗、面色苍白、焦虑、颤抖，颜面及手足皮肤感觉异常，皮肤湿冷、心动过速等；随着低血糖时间的延长和加重，还会有大汗、头痛、头晕、视力模糊、瞳孔散大、精细动作障碍、行为异常、嗜睡等，严重者可出现癫痫发作、意识障碍、昏迷，甚至死亡。养老护理员应注意观察老年人低血糖的表现，发现异常应及时上报，对于轻中度低血糖，口服糖水、含糖饮料，或进食糖果、饼干、面包、馒头等即可缓解。

3. 高血糖的识别及处理

高血糖最典型的症状为"三多一少"症状，也就是多尿、多饮、多食、体重下降。除了典型的"三多一少"症状以外，有些老年人还会出现非典型症状，如双下肢的乏力、视物模糊、皮肤瘙痒等。短时间、一次性的高血糖对人体无严重损害。比如在应激状态下或情绪激动、高度紧张时，可出现短暂的高血糖；一次进食大量的糖类，也可出现短暂高血糖；随后，血糖水平逐渐恢复正常。然而长期的高血糖会使全身各个组织器官发生病变，导致急慢性并发症的发生。当发现老年人出现高血糖的情况时，应及时上报，协助老年人做进一步检查，并协助遵医嘱监测和控制血糖。

(二) 老年人血糖的特点

(1) 老年人糖尿病多数起病隐匿且症状不典型。多数患有糖尿病的老年人空腹血糖正常，仅有 1/4 或 1/5 的老年人有多饮、多尿、多食及体重减轻的典型症状。

（2）患有糖尿病的老年人以餐后高血糖为主。

（3）老年人易发生低血糖（出汗、饥饿、心慌、颤抖、面色苍白等）。

（三）血糖测量的意义

糖尿病老年人需定期监测血糖，对活动、运动、饮食以及合理用药都具有重要的指导意义。良好的血糖控制可以提高糖尿病老年人的生活质量，改善身体状况。血糖监测的频率和时间要根据糖尿病老年人的实际情况进行个体化制定，如果每天监测 4 次，测量的时间为：早餐前、三餐后 2 小时；如果每天监测 8 次，则为：三餐前、三餐后 2 小时、睡前及夜间。

（四）末梢血糖的测量方法

1. 采血部位

一般选择无名指、中指、小指的指尖两侧，不在偏瘫和静脉输液侧采血，避开水肿感染的部位。如果老年人需要长期监测血糖，应注意采血部位要交替轮换。

2. 测量末梢血糖主要物品

测量末梢血糖需要用到的主要物品有血糖仪、采血笔、采血针和血糖试纸等，见图 1-2-4。

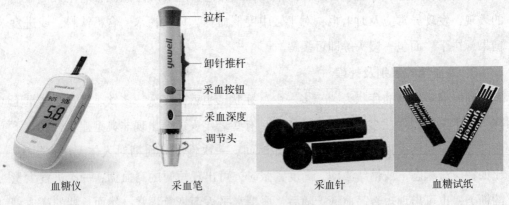

| 血糖仪 | 采血笔
拉杆
卸针推杆
采血按钮
采血深度
调节头 | 采血针 | 血糖试纸 |

图 1-2-4 测量末梢血糖主要物品

第二节　用药照护

学习要点

1. 口服用药的方法和注意事项
2. 糖尿病的基本知识及血糖异常的常见症状

一、协助老年人口服用药

（一）口服药的定义及剂型

口服药是指需经口腔吞服或舌下含服的药物。口服药具有方便、经济、安全的特点。常用的口服药物剂型有溶液、片剂、丸剂、胶囊、散剂、合剂等。

（二）口服用药后的不良反应

1. 胃肠道反应

消化道反应最为常见，一些对胃肠黏膜或迷走神经感受器有刺激作用的药物可引起胃肠道反应，如口干、恶心、呕吐、消化不良、腹痛、腹泻、便秘等。

2. 泌尿系统反应

抗生素中的卡那霉素、新霉素、杆菌肽、多粘菌素 B 等引起的泌尿系统不良反应比较显著，可能会引起蛋白尿、血尿等，长期大剂量应用可使肾功能减退。

3. 神经系统反应

氯丙嗪、利血平、氟哌啶醇、甲基多巴、碳酸锂、甲氧氯普胺片等可引起锥体外系反应，表现为急性肌张力障碍、静坐不能、迟发性运动障碍等；异烟肼、巴比妥类等可诱发惊厥；巴比妥类、安定、氯丙嗪、奋乃静、苯妥英钠等可引起共济失调、眼球震颤、复视；异烟肼、呋喃唑酮、链霉素、卡那霉素、甲硝唑等可诱发周围神经炎；双氢链霉素、新霉素、卡那霉素、万古霉素等对耳蜗神经可造成损害，产生听力减退或耳聋；中枢兴奋药如咖啡因、氨茶碱、麻黄碱类等可引起情绪焦虑、精神不安。

4. 循环系统反应

常见的循环系统不良反应有心慌、面色苍白等。过量使用强心苷类常引起心律失常，严重者可致死亡；奎尼丁可致心力衰竭。

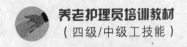

5. 过敏反应

常见的过敏反应表现为皮疹、荨麻疹、皮炎、发热、血管性水肿、哮喘、过敏性休克等，以过敏性休克最为严重，可导致死亡。对于常致过敏的药物或过敏体质的病人，用药前应进行过敏试验，阳性反应者应禁用该药。

（三）口服药的用药原则

协助老年人口服用药时，需遵医嘱用药，遵循"三查八对一注意"原则。"三查"是指在操作前、操作中、操作后分别进行三次查对（查八对的内容），"八对"是指需要查对老年人的姓名、床号、药名、浓度、剂量、给药时间、给药途径和药品有效期，"一注意"是指要注意观察老年人用药后的反应。

二、老年人使用胰岛素后的血糖观察

（一）糖尿病的概念及特点

1. 糖尿病的概念

糖尿病是一种以高血糖为特征的内分泌代谢疾病，由于胰岛素分泌绝对或相对不足和靶细胞对胰岛素的敏感性降低，导致糖、蛋白质、脂肪、电解质、水和酸碱的代谢紊乱。

2. 糖尿病的特点

糖尿病主要表现为多饮、多食、多尿和体重减轻的"三多一少"症状。糖尿病可导致眼、肾、神经、血管和心脏等组织、器官的慢性并发症，以致最终发生失明、下肢坏疽、尿毒症、脑卒中或心肌梗死，甚至危及生命。

（二）常用降糖药

降糖药分为口服降糖药和胰岛素。

1. 口服降糖药

（1）磺脲类药物。常用的有格列齐特、格列吡嗪等，需要养老护理员协助老年人于早餐前半小时服用，并严密观察药物引起的低血糖反应。

（2）双胍类药物。常用的有二甲双胍等，需要养老护理员协助老年人在餐中或餐后服药，以减轻胃肠道不良反应。

（3）α-糖苷酶抑制剂类药物。常用的有阿卡波糖等，需要养老护理员协助老年人与第一口饭同时嚼服。

（4）噻唑烷二酮类药物。常用的有马来酸罗格列酮等，养老护理员应密切观察老年人有无水肿、体重增加等情况。

2. 胰岛素

胰岛素包括静脉注射和皮下注射两种。在老年人使用胰岛素的过程中，养老护理员应密切观察不良反应并及时上报。胰岛素最常见的不良反应是低血糖反应，一般表现为心悸、出汗、手抖、饥饿感等，严重的甚至导致昏迷，具体可以参考本书第二章第一节低血糖的识别及处理。

第三节　风险应对

学习要点

1. 老年人跌倒、压疮、走失、噎食、误吸、烫伤、冻伤、中毒、中暑的基本知识
2. 老年人跌倒、压疮、走失、噎食、误吸、烫伤、冻伤、中毒、中暑的预防措施
3. 老年人跌倒、压疮、走失、噎食、误吸、烫伤、冻伤、中毒、中暑的应对方法

一、老年人的风险识别及预防措施

（一）跌倒的风险识别及预防措施

1. 定义

跌倒是指由于突发的、不自主的、非故意的体位改变，倒在地上或更低的平面上。

2. 识别老年人跌倒的风险因素

（1）内在风险因素。

①生理因素。随着年龄增长，老年人的生理功能出现衰退，表现为身高下降、脊柱弯曲、视力减弱、听力下降、肌力降低、认知障碍、行动缓慢和反应迟钝等。这些功能改变降低了老年人的姿势控制能力，容易造成老年人失衡跌倒。年龄越大，跌倒风险越大。

②疾病因素。老年人患病种类越多，跌倒的危险性越大。老年人常见病如糖尿病、高血压、心脏病、脑卒中等可引起短暂的头晕、视物不清，极易因站立不稳而跌倒。患有认知功能障碍的老年人因注意力下降，无法对危险作出准确应对，容易跌倒。女性骨质疏松是导致其跌倒的主要原因之一。

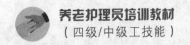

③药物因素。镇静、精神类药物会影响人的平衡能力，使用不当会出现意识错乱，增加老年人跌倒的危险性。大量或多种药物的相互作用也会增加跌倒的危险。

④心理因素。沮丧、抑郁、焦虑、情绪不佳会转移老年人注意力，降低反应能力，增加跌倒风险。另外，老年人心里不服老，对自身能力估计过高、忽略危险，不愿意麻烦护理人员，不愿意使用辅助工具，或由于害怕跌倒、减少活动，都会增加跌倒的风险。

⑤行为因素。常见的危险行为包括穿不恰当的鞋子和衣服、着急接电话等。

（2）外在风险因素。

①环境因素。根据老年人居住的生活场所，环境分为家庭环境、社区公共环境、医疗及养老机构环境。常见的环境危险因素包括：不均匀的台阶高度、台阶过窄、台阶表面过于光滑、灯光昏暗、地面湿滑与障碍物等。卫生间和走廊是老年人经常发生跌倒的地方。危险环境缺乏警示标识有可能导致跌倒的发生。

②社会因素。收入及教育水平低，容易对跌倒的后果预估不足，跌倒风险增大。例如，收入水平低的老年人，可能居住环境较差，对环境改造投入少，增加了环境的影响程度。

内部因素和外部因素相互作用，增加了跌倒的风险。

3. 跌倒的预防措施

（1）识别引起老年人跌倒的生理因素。对于年龄大于65岁，有跌倒史、视力和听力下降、头晕、生活不能自理的及经评估有跌倒风险的老年人，应告知跌倒风险。在养老机构，应悬挂跌倒警示标识。

（2）关注引起老年人跌倒的疾病和药物因素。对于"一体多病"的老年人，养老护理员需要密切关注其病情变化。例如，同时患有高血压和脑卒中的老年人，需要关注血压波动的影响，避免因血压过高或脑卒中复发引起跌倒。对于服用多种药物的老年人，需要关注药物的不良反应，对于有引起血压降低、头晕等反应的药物，建议老年人服药后一小时内休息。

（3）观察老年人的情绪和行为变化，分析原因，及时与老年人进行沟通。

（4）针对性的健康教育。为老年人和家属介绍防跌倒相关知识，提高社会对防跌倒的认识。例如，对有跌倒风险的老年人，指导其改变体位时动作要慢，鼓励并指导其正确使用辅具，活动时穿防滑鞋。鼓励老年人参与力所能及的康复训练活动，缓解生理和认知功能衰退。

（5）营造安全的生活环境。活动区域光线充足、柔和、不炫目。过道通畅，不堆放杂物，地面防滑、无积水。建议居家养老的老年人在浴室放置防滑垫，卫生间安装扶手。老年人常用物品请家人或养老护理员摆放到其容易取到的地方。

（6）增加营养。建议老年人进食鸡蛋、牛奶、豆类、瘦肉等富含蛋白质、钙、磷的食物，鼓励其晴天时外出活动，增强骨质。

（二）压疮的风险识别及预防措施

1. 识别压疮的主要危险因素

老年人形成压疮的外因包括压力、剪切力、摩擦力、皮肤潮湿等因素，内因包括皮肤衰老、移动能力受限、营养不良、感知功能减退等。

（1）压力。局部组织长期受压是压疮发生的首要因素，压疮最常发生于骨突部位，并与受压时间长短有关。老年人因长期卧床或长期坐轮椅，身体活动受限及感知觉阻碍，局部组织长时间承受高压力引起血液循环障碍。

（2）剪切力。剪切力是指作用于皮肤深层组织，施加于相邻物体的表面，引起相反方向的进行性平行滑动的力。剪切力是摩擦力的反作用力。仰卧位抬高床头大于 30°或采取半卧位时间大于 30 分钟时容易导致身体下滑，产生剪切力。剪切力主要作用于深层组织，危害比垂直压力更大。

（3）摩擦力。摩擦力是指皮肤与衣服、被褥、坐垫等之间因相互移动而产生的力，是由两层相互接触的表面发生相对移动而产生的力，其方向与剪切力相反。摩擦力产生于搬动老年人时的拖拉动作或床铺不平整、多皱褶或床面有渣屑等。

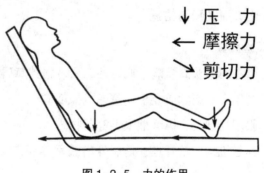

↓ 压 力
← 摩擦力
↘ 剪切力

图 1-2-5 力的作用

（4）皮肤潮湿。汗液、尿液、渗出液等刺激，引起皮肤组织浸润，容易发生压疮。

（5）皮肤衰老。老年人皮肤失去弹性、过度干燥、皮下脂肪减少等，容易发生压疮。

（6）移动能力受限。老年人因瘫痪、骨关节疾病等引起疼痛，限制移动。

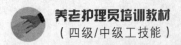
（7）营养不良。咀嚼功能下降、食物摄入不足等。

（8）感知功能减退。瘫痪、阿尔茨海默病、糖尿病等出现感知功能减退，容易发生压疮。

2. 压疮的预防措施

压疮的预防需要养老护理员做到"六勤+营养支持+活动"。

（1）勤观察。观察老年人卧位方式及持续时间、翻身间隔时间；皮肤的清洁度、每日出汗量、大小便控制、伤口渗液；受压部位皮肤颜色、有无压疮、压疮分期等。

（2）勤翻身。定时翻身，避免拖、拉、拽。

（3）勤按摩。对于易发生压疮的部位或骨隆突出处要预防性地给予按摩（当出现皮肤发红等压疮的症状时，禁止按摩）。

（4）勤擦洗。按时清洁皮肤，保持皮肤清洁干燥，避免使用碱性肥皂或沐浴露。擦拭时应用力均匀，避免揉搓皮肤。为老年人涂抹润肤露，防止皮肤过度干燥。

（5）勤整理。保持床铺平整、清洁。

（6）勤更换。衣服或被服在被汗液、尿液等浸湿后需要立即更换。

（7）营养支持。记录老年人每天的摄入量和排出量，营养状况较差的老年人加强蛋白质的供给。

（8）鼓励和协助老年人活动。有活动能力的老年人，不要睡卧过多；不能单独行动者，养老护理员协助进行适度活动；因病卧床者，一旦病情允许，应尽早离床。

（三）走失的风险识别及预防措施

1. 识别走失的风险因素

（1）疾病因素。患有阿尔茨海默病、血管性痴呆、精神障碍等疾病的老年人。

（2）精神状态。老年人有幻觉或妄想，焦虑或抑郁。

（3）药物因素。服用精神类、镇静催眠类等药物。

（4）看护不当。养老机构门禁管理、请假外出流程等存在缺陷；照护者注意力分散。

（5）环境陌生。老年人接触不熟悉或复杂的环境。

2. 走失老年人的特征

（1）走失前行为特征。老年人处于精神亢奋状态，要去某个有特殊意义的地方，例如家或工作单位，或者想念家人。

（2）走失中行为特征。老年人精神状态持续亢奋；走路尾随他人；交谈时思维混乱；有磕碰外伤；外表不整洁。

3. 走失的预防措施

（1）评估老年人走失风险，包括老年人的病情、服药情况、出走史、作息规律、寻找出走的表现等，明确防护重点人群。

（2）告知家属老年人出走风险，提高家属认识，共同防范走失。

（3）培养老年人正常的作息规律。白天开展文娱活动，丰富老年人生活。

（4）加强管理。在养老机构中，有认知障碍的老年人要在工作人员视线范围内，并加强门禁管理；在家里，有认知障碍的老年人要在家属视线范围内。夜间是走失的高发时间段，需要加强巡视。

（5）老年人随身携带身份识别卡，标明老年人的个人信息和家人联系方式，或者使用电子定位产品、门警报器、离床警报器等。

（6）观察老年人情绪状态，关爱老人。养老护理员帮助老年人熟悉环境并尽量保持环境稳定。

（7）对养老护理员和家属进行走失风险防范的培训，提高其早发现、早预防老年人走失的能力。

（8）进行寻路能力训练，带老人反复熟悉常去的地方，将标志性建筑物拍成图片，反复记忆，教会老人辨识寻路标识，让老人尝试自己寻找，养老护理员鼓励并陪伴老人。

（四）噎食的风险识别及预防措施

1. 识别噎食的风险因素

（1）生理因素。随着年龄增长，老年人咀嚼功能下降或吞咽动作失调容易导致噎食。

（2）疾病因素。脑血管疾病、精神障碍、慢性阻塞性肺疾病、慢性心衰、食道癌等会影响老年人吞咽功能，容易出现噎食。

（3）药物因素。有些药物会抑制吞咽反射，例如抗精神病药物、安眠药等。

（4）进食因素。食块过大、带骨头，以及汤圆、年糕等黏性大的食物容易引起噎食。进食时说话、暴饮暴食、抢食、大口进食、进食速度过快、进食时体位不当等容易引起噎食。

2. 噎食的预防措施

（1）评估老年人噎食风险，包括老年人的病情、服药情况、咀嚼和吞咽功能、

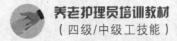
进食情况、情绪、噎食史等，明确防护重点人群。

（2）告知家属老年人噎食风险，提高家属认识，共同防范噎食。

（3）进食前，指导老年人进行吞咽功能锻炼，可以通过面部肌肉锻炼、舌肌运动锻炼、空吞咽训练等方式进行锻炼。

（4）正确协助进食。根据咀嚼和吞咽功能选择合适的食物，避免食用黏性、带骨食物。进食体位摆放合理，可以为坐位或半坐卧位。坐位时，老年人应坐直、上身稍前倾、头略低、下颌微向前；半坐卧位时，抬高床头 30°～50°。进食时，养老护理员坐下，视线与老年人平齐，协助老年人先饮少量水或者汤、小口进食、细嚼慢咽，观察每一口吞咽情况；保持环境安静，避免聊天。在老年人进食后，保持坐位姿势观察 30 分钟以上，同时避免翻身、叩背和吸痰，确保无异常。

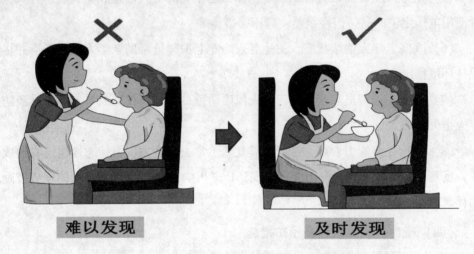

难以发现　　　　　　　　及时发现

图 1-2-6　协助进食体位

（5）对有认知障碍、存在暴食和抢食风险，以及服药后出现吞咽障碍的老年人，可安排单独进餐，劝导其放慢进食速度，加强看护，避免该类老年人将食物带回居室独自进食。

（6）老年人进食过程中，观察是否出现剧烈的咳嗽、面色青紫、痛苦面容等表现。

（7）养老机构加强老年人安全管理，通过床头卡等方式标识噎食风险，并让工作人员熟知。

（8）指导老年人进行咳嗽训练。进行"深吸气—憋气—咳嗽"的训练，每次连续锻炼 10 分钟，每天 2 次，提高排出气道异物的能力。

（五）误吸和窒息的风险识别及预防措施

1. 误吸的定义

误吸是指在吞咽过程中，将部分食物、口咽部的分泌物、胃内容物或其他异物误入气管、支气管及肺内，轻者呛咳，重者可致吸入性肺炎，甚至可引起窒息死亡。

2. 识别误吸、窒息的风险因素

（1）生理因素。随着年龄增长，老年人吞咽反射能力降低容易导致误吸，咳嗽反射下降，排除异物能力较弱。

（2）疾病因素。患有脑血管疾病、咽喉及其邻近部位病损、胃食管反流病、呼吸道慢性感染、帕金森病、认知障碍等疾病的老年人容易发生误吸、窒息。

（3）进食因素。进食体位不当、进食速度过快、进食时说笑、留置胃管、胃内容物过多等容易引起误吸。

3. 误吸、窒息的预防措施

（1）评估老年人误吸、窒息风险，包括老年人的病情、咀嚼和吞咽功能、进食情况、情绪、误吸史、窒息史等，明确防护重点人群。

（2）告知家属老年人误吸、窒息风险，提高家属认识，共同防范误吸。

（3）餐前半小时协助或鼓励老年人进行舌肌运动锻炼，增加唾液分泌、锻炼吞咽功能。

（4）正确协助进食。养老护理员协助摆放正确进食体位，可以为坐位或半坐卧位，半坐卧位床头抬高30°~50°且头部稍前屈20°，避免食物反流；缓慢进食；进食时保持环境安静，避免聊天。对于留置胃管老年人，养老护理员按照鼻饲操作要求进行操作，每3~6小时监测胃残余量。

（5）老年人进食过程中，养老护理员观察是否出现刺激性呛咳、气急甚至发绀等显性误吸表现。日常观察老年人是否出现慢性咳嗽或慢性复发性咽喉炎等隐性误吸表现。

（六）烫伤的风险识别及预防措施

1. 识别烫伤的风险因素

（1）生理因素。老年人身体各器官生理功能逐渐衰退，感觉器官退化，感觉及反应比较迟钝，使其对温度的敏感性降低，一旦感觉皮肤疼痛或有烧灼感时，往往已经造成皮肤烫伤。

（2）疾病因素。脑血管疾病、认知障碍、糖尿病让老年人对热和痛觉不敏感，血栓闭塞性脉管炎引起下肢缺血、麻木，容易产生低温烫伤。

（3）药物因素。使用镇静安眠、止痛等影响意识或活动的药物。

（4）操作方法不当。老年人在泡脚、使用热水袋、拔罐和艾灸等热疗时操作方法不当，或者日常生活中发热器械或物品使用不当，发生烫伤。

知识拓展

低温烫伤

低温烫伤是指机体较长时间接触温度（一般指44℃~50℃）高于皮肤温度的热源所致的烫伤。

皮肤、皮下组织的损伤程度，主要取决于温度及热力作用时间。人体局部与高于体温但低于50℃的致热源接触时不会产生明显的痛觉；如果长时间接触，则皮肤的感觉神经末梢会因适应而麻痹，而痛觉正是人体最重要的保护机制之一。低热虽温差小，但持续作用，让皮肤表层组织脱水缓慢，热容量大，向深部组织传导的热量多，使深部组织的热损伤逐渐累加。低温烫伤的特点是真皮浅层向真皮深层及皮下各层组织渐进性损害，往往表面看只是一个小水疱，其实可能已伤及皮下组织，甚至肌肉、神经和血管。

在日常生活中，一些取暖设备和理疗设备的温度虽然不高，但如果接触时间很长亦可导致皮肤烫伤。控制用热温度和时间是预防低温烫伤的关键。

由于老年人和家属不了解低温烫伤的严重性，加上烫伤后早期疼痛不明显，在发现低温烫伤后，很多老年人往往在家中采取简单方法处理，立即就诊者很少，甚至用牙膏等土方自治，导致伤口感染，需要加强低温烫伤相关的健康教育。

[资料来源：曾洁，杨雅 . 一例超高龄患者胫前区低温烫伤的创面护理 [J] . 中西医结合护理，2019，5（2）：209-211.

孙有志 . 低温烫伤的特点及治疗 [J] . 中国民康医学，2013，25（4）：7-8.]

2. 烫伤的预防措施

（1）评估老年人烫伤风险，例如年龄大于65岁、肢体功能障碍、认知障碍、虚弱、使用镇静安眠及止痛药物、糖尿病等。

（2）告知家属和老年人有烫伤风险，提高家属和老年人的认识，共同防范烫伤。

（3）对养老护理员、老年人、家属进行热疗、发热器械或物品的使用操作培训，提高防范烫伤的能力。

（4）养老机构进行安全管理，应有安全警示标识，养老护理员要熟悉用热操作规范。

（七）冻伤的风险识别及预防措施

1. 识别冻伤的影响因素

（1）环境因素。寒冷、潮湿或有风的环境容易引起冻伤。

（2）生理因素。老年人感觉及反应比较迟钝，对冻伤不敏感。

（3）疾病因素。认知障碍、因病虚弱的老年人对外界温度变化的适应能力减弱，容易引起冻伤。

（4）操作方法不当。局部冷疗时，操作不规范会引起冻伤，例如长时间浸在冷水中或局部冰敷方法错误。

2. 冻伤的预防措施

（1）评估老年人冻伤风险，例如环境、肢体功能障碍、认知障碍、虚弱等。

（2）告知家属有冻伤风险，提高家属认识，共同防范冻伤。

（3）防寒保暖。在寒冷季节，减少外出，加强保暖，根据气温变化更换着装，可以戴帽子、手套、耳罩，保护暴露在外的部位。调节室温，冬季保持室温18℃~24℃。

（4）合理锻炼。合理进行体育锻炼可以增强体质，促进血液循环，增强对寒冷环境的适应能力。

（5）加强营养。按时进食，保证充足的营养摄入，提高对寒冷环境的抵御能力。

（八）中毒的风险识别及预防措施

1. 中毒类型

（1）农药中毒。农药分为杀虫剂、除草剂、杀鼠剂，老年人因误服、自杀、生产性防范措施不当或无防范措施导致中毒。

（2）药物中毒。老年人误服药物或者服药自杀、服药不规律或者短时间之内多次服药发生药物中毒。

（3）酒精中毒。老年人胃排空速度减慢，饮酒后，酒精在胃内停留时间过长，吸收增加，肝脏的解酒能力下降，容易酒精中毒。老年人不服老，饮酒过量引起酒精中毒。

（4）食物中毒。食物储存方式不当导致病菌污染；食品未被彻底加热含有致病菌；直接入口食品加工时生熟未分开；误食有毒真菌或被有毒害的化学物质污染的食品，都会引起食物中毒。

（5）一氧化碳中毒。冬日取暖时，通风不良或含碳物质燃烧不充分时，洗澡使用老化燃气热水器，极易引起一氧化碳中毒。

2. 识别中毒的影响因素

（1）心理因素。老年人尤其是患有慢性疾病（精神疾病、癌症等），因为长期患病造成家庭经济拮据、亲人疏离、心理负担加重、自尊心受挫、性情自控力差，在受到挫折时极易产生自杀或自残倾向。

（2）生理和疾病因素。老年人脏器功能衰退，多病共体，用药品种多、长期用药，容易产生药物中毒。

（3）安全知识缺乏。老年人对饮食安全、取暖和洗澡安全、用药安全等知识缺乏了解。

3. 中毒的预防措施

（1）健康教育。宣传饮食安全、取暖安全、煤气安全、用药安全、农药使用的相关知识，提高老年人和家属的认识。

（2）关注老年人情绪变化。观察老年人情绪变化，陪伴和安慰老年人，发现自杀倾向须及时上报主管领导、联络家属。

（3）农药管理。养老机构内农药专人管理，确保老年人接触不到；对于居家养老的老年人，提醒家属妥善放置农药，必要时需加锁。

（4）服药管理。指导老年人常见疾病预防和保健小知识，协助或嘱咐老年人遵医嘱服药，不自行更改药物剂量和服药时间。要观察老年人用药情况。

（5）饮食管理。提供现做食物，登记和定期检查老年人自带食物，防止食物变质。提醒老年人避免饮酒，或减少每次饮酒的量，避免酒精中毒。养老护理员和家属要加强监督。

（6）环境布置。嘱咐老年人使用明火取暖或煮食、使用燃气热水器洗澡时，保持良好通风。

（九）中暑的风险识别及预防措施

1. 识别中暑的影响因素

（1）环境因素。高温环境或高湿环境引起体温调节中枢障碍，汗液无法正常分泌且水电解质丢失过多，发生中暑。

（2）生理因素。老年人各器官功能减退，心脏储备力及汗腺功能减退，是中暑易感人群。

（3）其他因素。睡眠不足、过度劳累、精神紧张。

（4）防暑知识缺乏。老年人容易发生室内中暑，主要因为中暑知识缺乏，高热天气可能未使用空调调节室内温度。

2. 中暑的预防措施

（1）健康教育。高温天气到来前，进行防暑降温的宣传，提高老年人和家属的认识。

（2）调节室温。高热天气使用空调调节室温。

（3）自我调节。高热天气减少外出，多饮水，多休息，选择轻薄、浅色的衣服。

（4）加强观察。观察老年人是否出现头痛、头晕、口渴、多汗、四肢无力发酸、注意力不集中、动作不协调等先兆中暑的症状。

二、老年人的风险应对

（一）跌倒的表现和应对方法

1. 跌倒的表现

老年人跌倒后会引起急性创伤。急性创伤分为开放性创伤和闭合性创伤。

（1）开放性创伤，包括擦伤、撕裂伤。跌倒引起的开放性创伤主要为擦伤，表现为皮肤有擦痕、出血、疼痛，但皮肤组织连续性未中断。撕裂伤有明显伤口，伤口皮肤、皮下组织连续性中断。

（2）闭合性创伤，包括挫伤、挤压伤、扭伤、震荡伤、关节脱位和半脱位、闭合性骨折、闭合性内脏伤。跌倒引起的闭合性创伤主要为挫伤、扭伤、关节脱位、骨折等肌肉骨关节损伤，表现为疼痛、疼痛部位肿胀、活动障碍、畸形等。

若跌倒引起的震荡伤发生在头部，为脑震荡，老年人会有头痛、头晕、呕吐、短暂的意识障碍。若跌倒引起的骨折发生在头部，为颅骨骨折，老年人会出现脑出

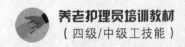

血、昏迷不醒。

2. 跌倒的应对方法

（1）老年人跌倒后不要急于改变老年人的体位，应观察周围环境，确保环境安全。

（2）检查老年人意识情况和受伤状况，立即汇报，同时通知医护人员。

（3）对于意识清醒的老年人给予安慰。对于意识不清、发生较大外伤、呕吐、无呼吸等情形，要配合医护人员做紧急处置，拨打120急救电话，送医院救治。

（4）无明显伤害，可协助老年人移动。

（二）压疮的应对方法

（1）汇报医护人员或主管领导，请医护人员进行检查、诊断，养老护理员配合完成诊疗护理方案。

（2）评估压疮。每日观察压疮局部情况，记录并汇报。

（3）做到"六勤"。防止新的压疮发生。

（4）增加营养。鼓励老年人摄入富含优质蛋白质、多种维生素的食物，促进压疮愈合。必要时请营养师给予帮助。

（三）走失的应对方法

在发现老年人走失后，立即启动走失应急预案，正确执行相关制度，积极寻找老年人，避免不良后果的产生。

（四）噎食的应对方法

发现噎食者，应清除口咽部食物，疏通呼吸道。同时通知医生或护士，可使用刺激舌根部法、拍打法、海姆立克急救法等进行处置。若噎食没有缓解，应拨打120急救电话，送医院救治，同时通知家属。若噎食风险解除，继续观察30分钟，无异常后恢复正常照护。

（五）误吸和窒息的应对方法

一旦发现老年人误吸，应立即停止进食，轻叩背部，鼓励并协助老年人咳嗽排痰。阻塞呼吸道时，立即清除口腔异物，使老年人平卧，使用海姆立克急救法。密切观察老年人呼吸情况，必要时尽快送医。

（六）烫伤的应对方法

（1）发现老年人烫伤时，立即脱离热源，上报主管领导，通知医务人员。

（2）如有衣物附着，不要脱去烫伤处的衣物，以免表皮随同一起脱落，应使用冷水浸泡后用剪刀剪开，再脱下衣物。

（3）流水冲洗烫伤创面 30 分钟（创面无破损），创面宜用无菌敷料或清洁被单覆盖或包扎，以免再受损伤或污染。

（4）有水疱时，不可挑破，避免感染。

（5）医护人员到达现场后观察烫伤的部位、面积、深度，根据Ⅰ度、Ⅱ度、Ⅲ度等不同烫伤等级提出处置意见，养老护理员配合完成操作。

（6）安抚老年人和家属。

（七）冻伤的应对方法

（1）发现老年人冻伤时，立即脱离寒冷环境，实施保温措施，上报主管领导，通知医务人员。

（2）医务人员评估冻伤的面积和深度，提出处置意见。养老护理员配合完成诊疗护理方案。

（3）协助意识清醒的老年人喝热饮、进食，补充能量。

（4）安抚老年人和家属。

（八）中毒的应对方法

（1）立即呼救。发现老年人中毒，立即呼救，观察神志是否清醒、测量生命体征。观察周围环境，初步判断中毒种类。

（2）中毒处理。皮肤吸收农药中毒，立刻脱去污染衣物，用肥皂水彻底清洗污染皮肤黏膜；口服农药、药物、酒精中毒，可以采用催吐，拨打 120 急救；一氧化碳中毒，立刻转移老年人到空气清新处，将昏迷的老年人头偏向一侧，避免误吸。

（九）中暑的应对方法

发现老年人中暑后，立即将老年人脱离高温环境，置于通风、阴凉的环境中，适宜温度为 22℃～25℃。协助老年人平卧，解开衣扣和腰带，尽量使老年人皮肤暴露于空气中，利于散热和呼吸。协助饮水，最好饮淡盐水。

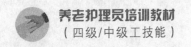

<h1 style="text-align:center">第四节　护理协助</h1>

1. 留置胃管和留置尿管的观察
2. 气管切开及造瘘口异常情况观察
3. 标本留取的方法及注意事项
4. 陪同就医的基本内容和流程
5. Ⅱ度压疮老年人的照护知识

一、留置胃管和留置尿管的观察

（一）留置胃管异常情况观察

1. 留置胃管长度不够

留置胃管过程中，鼻饲操作、更换胶布、老年人活动都有可能引起胃管向外脱出，每日检查胃管刻度与标注插入长度是否一致。

2. 留置胃管不在胃内

留置胃管不在胃内的情况分为胃管脱出、胃管盘曲口腔内、胃管插入气管，每次鼻饲前需检查胃管是否在胃内。

3. 咽喉部疼痛

留置胃管后，部分老年人感觉咽喉部疼痛，主要原因是插管引起咽喉部黏膜损伤或胃管机械性刺激，通过询问或观察老年人是否因留置胃管有咽喉痛、唾液流出的现象。

4. 鼻黏膜出血或鼻中隔脓肿

插管动作粗暴或者未充分润滑胃管引起鼻黏膜出血。留置胃管后，部分老年人出现鼻腔持续性疼痛、双侧鼻腔鼻塞等鼻中隔脓肿的表现，主要原因是鼻饲管压迫鼻腔黏膜，导致鼻腔黏膜水肿、溃烂，引发感染。因此，需要每天观察鼻腔情况。

5. 肺部感染

老年人长期卧床引起胃肠蠕动减弱或逆蠕动、胃管机械性刺激引起喉头分泌物增加、口腔卫生差、误吸等都有可能引起肺部感染，需要每日观察老年人呼吸、咳痰、口腔清洁情况。

以上留置胃管异常情况，如有发现，立刻记录并报告。

（二）留置尿管异常情况观察

1. 尿管堵塞

（1）尿管堵塞的原因。尿管老化、扭曲、受压、气囊位置改变，血块、结石或沉淀物都会引起堵塞。

（2）尿管堵塞的表现。尿管堵塞时，老年人有强烈尿意但表现为下腹胀、尿量少（进水量正常）、漏尿。

每日观察老年人是否有尿管堵塞表现，挤压尿管观察尿液是否引流通畅，观察每日尿量，检查尿管更换日期、尿管位置以及是否扭曲或受压等。

2. 漏尿

气囊注水量过多或过少、尿管过细都会引起漏尿，需要检查尿管型号是否合适，查看尿管标识中气囊注水量是否符合留置尿管说明书要求。

3. 尿管脱落

气囊注水量过少或老年人躁动强行拔管引起尿管脱落，需要检查气囊注水量，关注躁动老年人情况。

4. 尿路感染

尿液颜色、性状改变，如肉眼血尿；老年人有尿道疼痛、腰痛、发热等表现，提示其可能尿路感染。每日需观察尿液，询问老年人有无尿道疼痛、腰痛、发热等尿路感染表现。

以上留置尿管异常情况，如有发现，立刻记录并报告。

二、气管切开和造瘘口的观察

（一）气管切开异常情况表现

1. 局部感染

每日观察套管下纱布是否清洁干燥、套管周围分泌物情况、切口颜色等，判断是否有感染。

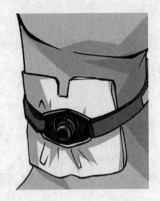

图 1-2-7　气管切开

2. 肺部感染

观察痰液的颜色、性质、量，判断是否有脓性分泌物。测量体温。

3. 管道移位或者脱落

观察管道固定带是否松弛，老年人的头、颈、躯干是否处于一条直线，老年人是否有呼吸困难、面色红紫、烦躁不安、剧烈咳嗽等呼吸不畅表现。

4. 管道堵塞

管道堵塞可能和气管内套管被痰痂、血痂或者其他异物堵塞有关，需要观察老年人是否出现呼吸困难和发绀情况，查看吸痰操作记录。

5. 管道气管内出血

观察管道周围和管道下纱布是否有出血。

以上气管切开的异常情况，如有发现，立刻记录并报告。

（二）造瘘口异常情况观察

1. 造瘘口周围皮肤炎症

每次更换造瘘袋时观察造瘘口周围皮肤是否有红肿、疼痛、溃疡等皮肤损伤。出现炎症需要进一步观察：造瘘袋是否袋口过大让造口周围皮肤失去保护，老年人造瘘袋是否更换频繁、撕下造瘘袋时是否过于用力，是否对造口用品过敏等。

2. 造瘘口回缩（向腹内回缩）、造瘘口狭窄、造瘘口脱垂

每日观察造瘘口颜色、形状、大小、造口黏膜高度，查看相关照护记录，判断造瘘口有无回缩、脱垂。更换造瘘袋时观察和记录粪便的颜色、性状、量，询问老年人有无腹胀感，判断是否有造瘘口狭窄引起的排泄不畅。

3. 造瘘口坏死

造瘘口坏死表现为颜色变黑、有恶臭分泌物，测量体温，老年人可能发热。

每次更换造瘘袋或者老年人表示不舒服时，需要检查造瘘口及造瘘口周围皮肤，并详细记录，通知医护人员。

三、二便标本留取的方法

（一）尿液常规标本留取的基础知识

1. 目的

尿液常规标本主要用于诊断泌尿系统疾病、观察药物疗效，如炎症、结石、肿瘤等。

2. 采集时间、量

留取晨起第一次尿；留取 30~50ml。

3. 采集工具

一次性尿常规标本容器和尿杯。

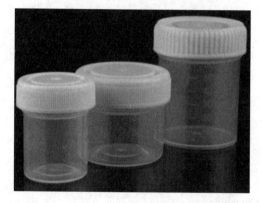
图 1-2-8　尿常规标本容器图

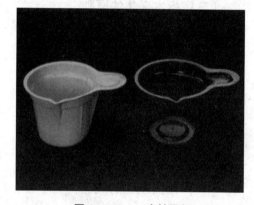
图 1-2-9　一次性尿杯

（二）粪便常规标本留取的基础知识

1. 目的

粪便常规标本主要用于诊断消化道有无炎症、出血、寄生虫感染、恶性肿瘤等。

2. 采集时间、量

需要检验时，留取 5g。

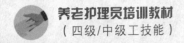
3. 采集工具

粪便标本盒见图 1-2-10。

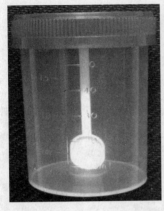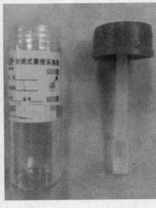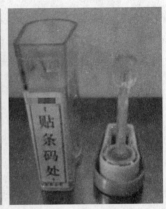

图 1-2-10　粪便标本盒

（三）标本采集的原则

（1）遵医嘱采集二便标本。

（2）严格核对。

（3）正确采集。

（4）及时送检。

四、陪同就医

（一）陪同就医的概念

陪同老年人到医疗卫生机构就医的服务活动，包括预约挂号、接送以及就诊等。陪同就医的目标人群是有就医需求但独立就医有困难的老年人。

（二）陪同就医的重要性

（1）陪同就医提高了老年人就医的可达性，是"老有所医"的重要措施之一。

（2）随着年龄的增长，老年人更加关注自身健康，陪同就医可以让老年人及时得到救治、获取健康知识，达到防治疾病、维护健康的目的。

（3）陪同就医可以帮助老年人选择合适的医疗服务，合理利用医疗资源。

（三）陪同就医的基本内容

陪同就医的流程包括就医前准备、接老年人就医、诊疗陪同、送老年人回住所等。

1. 就医前准备

与老年人或家属取得联系，明确就医服务事项，包括以下几点。

（1）了解老年人病史、过敏史、活动能力、就医需求；

（2）约定就医时间，确认是否需要预约挂号；

（3）核对住址，确定接送方式；

（4）询问是否需要轮椅、拐杖等辅助服务设备。

如需预约挂号，应遵照老人或家属意愿，选择合适的预约方式挂号预约。

2. 接老年人就医

提前10分钟到达老年人住所，签订《陪同就医服务协议书》。提醒老年人携带必要的就医资料和物品，包括身份证、医保卡、病历和过往检查资料；急救药、必要的食品和水杯、保暖或防暑用品。

3. 诊疗陪同

（1）挂号。到达医院后安排老人在合适的座位等候就诊。帮助老年人办理缴费、取号、就诊卡关联医保、预存储值金等服务。

（2）就诊。陪同老人到相关诊室就诊，必要时协助老人陈述病情，详细记录医嘱。

（3）检查。帮助或协助老人做好检查准备，帮助老人及时领取检查结果，并返回诊室就诊。如检查结果当天不能取，应确定领取报告时间，与老人或其家属确定是否需要代为领取。检查项目如在就医约定时间外进行，应告知老人或家属，根据其要求预约，详细记录相关检查项目、检查时间、检查地点和注意事项。

（4）治疗。陪同老年人携带治疗单到相应科室治疗，如康复治疗、打针、输液等。密切关注老年人在治疗过程中的反应，如遇异常及时反馈给医护人员及其监护人。帮助老人取药，详细记录药物名称、用法用量、保存方法等。如医嘱需住院治疗，及时通知老年人或家属，老年人或家属同意入院后，协助办理住院手续。

4. 送老年人回住所

按约定接送方式送老年人回住所。将就诊携带的物品、诊疗资料和单据、药物等当面清点并移交老年人及其家属。

向老年人及其家属复述医嘱。如老年人不具备理解医嘱的能力及家属不在现场的情况下，应将医嘱以语音或书面的形式告知老年人及家属。

应与老年人或家属签字确认服务结束。

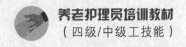

5. 记录

建立陪同就医服务档案，内容包括但不限于：就医时间，就医地点，就医陪同人员，就医资料、药品、医嘱等，档案保管不少于 5 年。

（四）陪同就医的注意事项

（1）就医过程中需要全程观察老年人的身体状况，保证其安全。

（2）就医过程中应协助解决老年人的基本生理或生活需求，协助老年人妥善保管证件及贵重物品。

（3）若有突发事件，及时联系老年人家属、呼叫医务人员、联系单位请求支援。

（4）对老年人的个人信息、诊疗信息保密。

五、协助照护Ⅱ度压疮的老年人

（一）Ⅱ度压疮的临床表现

部分皮层丧失直达真皮，表现为一开放性表浅溃疡，伴有红色或粉红色伤口，但无腐肉；也可能表现为一个完整或开放/破裂的浆液性水疱。

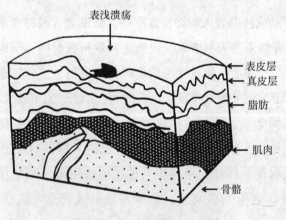

图 1-2-11　Ⅱ度压力性损伤

（二）Ⅱ度压疮的问题分析

1. 案例导入

王爷爷，88 岁，高血压 20 余年、脑梗死 8 年，右侧髋部发生压疮 3 月余，双下肢屈曲，丧失自主生活能力和移动能力，大部分时间卧床；每日两次坐轮椅活动，每次坐轮椅 1~3 小时，坐轮椅和半卧位时身体有下滑，口腔牙齿脱落，咀嚼能力受损，食物需切碎处理，每日进食 3 次，每次一碗（估计 100g），米饭、面条加入肉类、蔬菜，摄入量少；消瘦，皮肤薄；右侧髋部压疮 2cm×3cm，呈开放性，100%红色。此外，他因前列腺肥大尿失禁 3 年余，尿液完全失控，采用一次性尿套外接尿液，大便每周 2 次。家属协助白天 3~4 小时翻身 1 次，夜间翻身 2 次。

2. 压疮评估

压疮呈开放性，100%红色，为Ⅱ期压疮，大小 2cm×3cm。

3. 影响压疮发生发展的因素

（1）摄入不足和营养不良：王爷爷咀嚼能力下降，进食量少，消瘦，皮肤薄。

（2）生活不能自理：王爷爷双下肢屈曲，不能自主活动，尿失禁，需要家属协助完成自理活动。

（3）体位安置不当：坐轮椅和半卧位时身体有下滑，产生摩擦力和剪切力。

（4）尿失禁：尿失禁可能导致皮肤过度潮湿。

（5）缺乏压疮相关知识：家属翻身时间>2 小时，未使用减压装置，缺乏相关知识和技能，影响压疮愈合。

（三）Ⅱ度压疮的照护措施

1. 局部照护措施

（1）定时翻身，使用减压垫，降低压疮部位压力。推荐卧床时使用交替式充气床垫，坐位使用静态充气垫。避免使用圆环形装置作为减压装置。

（2）协助用温水轻柔清洗压疮周围皮肤。

（3）观察敷料渗液情况，及时汇报。

2. 整体照护措施

（1）增加营养。制定营养食谱，控制钠盐摄入，提供富含优质蛋白质、维生素、矿物质的食物。定时定量喂食半流质食物。食物使用粉碎机制成糊状，每日 5~6 餐，以不引起腹胀、腹泻为宜。喂食时床头抬高不超过 30°，腿下垫枕头稳定体位。

（2）协助和指导床上活动和轮椅活动。白天每隔 2 小时翻身 1 次，晚上如有减压床垫可延长至 4 小时翻身一次。避免 90°侧卧位或半卧位；半卧位或坐位时间每次不超过 30 分钟，床头抬高不超过 30°。坐轮椅时使用减压气垫，每次坐轮椅时间不超过半小时，注意观察坐位姿势和脚的位置，预防下滑产生剪切力。养老护理员和家属可协助老人进行床上肢体锻炼。

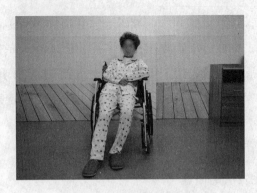

图 1-2-12　轮椅坐位下滑

（3）清洁皮肤。每天使用温水清洗会阴部皮肤，使用柔软毛巾擦干皮肤。每天检查受压部位皮肤，适当使用凡士林等润肤剂，避免皮肤干燥。

（4）尿袋使用管理。每日勤换会阴部外接尿袋，防止尿液刺激皮肤。采用定时暴露的方法，避免尿袋长时间接触皮肤。例如，观察老人排尿规律，当其排尿后立即去除尿袋，暴露局部 30 分钟再使用尿袋。

（四）减压装置的选择

减压装置种类多，根据减压装置特性选择使用。

1. 减压床垫

常用减压床垫包括交替充气床垫（见图 1-2-13）、充水床垫（见图 1-2-14）、海绵垫等。

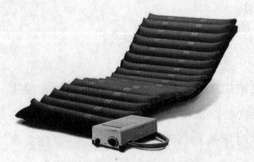

图 1-2-13　交替充气床垫

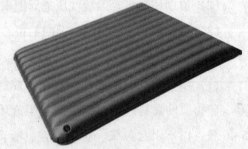

图 1-2-14　充水床垫

（1）交替充气床垫，包括电动主机、床垫、床垫套。电动主机持续循环为充气管交替式充气、放气，让身体重量平均分布在不同充气管，同时让卧床人的身体着床部位不断变化，起到按摩作用。使用时，需按照说明书上体重大小分级确定充气量，避免充气太满。使用交替充气床垫后，仍然需要鼓励老年人在床上活动、定时翻身，并定时检查皮肤情况。

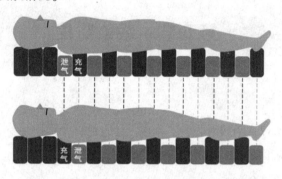

图 1-2-15　交替式充气床垫循环工作图

（2）充水床垫。让体重平均分布于表面，使用时注意避免床垫被尖锐物品刺破。

（3）海绵垫。分压和透气性好，适用于一般中等体重的老年人，厚度至少 8～10cm。

2. 辅助器具

预防压疮的辅助器具包括坐垫、体位垫。

（1）坐垫包括海绵坐垫、凝胶坐垫、充气坐垫等。海绵坐垫稳定性好，充气坐垫均压性好。

（2）常用体位垫包括楔形枕（见图 1-2-16）、踝骨垫等（见图 1-2-17）。

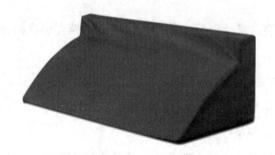

图 1-2-16　楔形枕

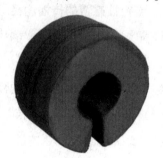

图 1-2-17　踝骨垫

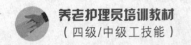
第五节　感染防控

学习要点

1. 老年人常见传染病的预防

2. 老年人常见传染性疾病的预防

3. 床旁隔离的概念和要求

一、老年人常见传染病的预防

（一）流行性感冒

1. 流行性感冒的概念

简称流感，是流感病毒引起的一种急性呼吸道传染病。

2. 流行性感冒的病因和表现

（1）病因。流感病毒入侵到人体。

（2）表现。发热、头痛、咳嗽、鼻塞、流涕、咽痛、全身酸痛等。秋冬季节高发。

3. 流行性感冒的传播途径

打喷嚏或咳嗽的飞沫、气溶胶传播，或经口腔、鼻腔、眼睛等黏膜直接或间接接触感染。

4. 老年人对流行性感冒的预防方法

（1）接种流感疫苗，疫苗与流行毒株一致，每年 10 月底前完成接种。

（2）经常锻炼、注意休息，提高自身免疫力。

（3）减少去人群聚集的地方，外出佩戴口罩，避免接触呼吸道感染患者。

（4）保持环境清洁和通风。

（5）保持良好的呼吸卫生习惯，咳嗽或打喷嚏时用纸巾、毛巾等遮住口鼻。

（6）勤洗手。咳嗽或打喷嚏后洗手，尽量避免触摸眼睛、鼻或口。

5. 养老护理员对流行性感冒的自我防护

（1）养老护理员对流行性感冒的自我防护与老年人一致。

（2）养老护理员照护患有流行性感冒的老年人时，一定要佩戴口罩，勤洗手。

（二）新型冠状病毒肺炎

1. 新型冠状病毒肺炎概念

由新型冠状病毒引起的一种急性感染性肺炎。

2. 新型冠状病毒肺炎的病因和表现

（1）病因。新型冠状病毒入侵到人体。

（2）表现。以发热、干咳、乏力为主要表现，也可无明显临床症状。

①轻症。可表现为低热、轻微乏力、嗅觉及味觉障碍等，无肺炎表现。曾接种过疫苗者以无症状及轻症为主。

②重症。随着病情进展，发病一周后出现呼吸困难和（或）低氧血症等表现。

3. 新型冠状病毒肺炎的传播途径与传染期

（1）传播途径。

①经呼吸道飞沫和密切接触传播是主要的传播途径。

②在相对封闭的环境中经气溶胶传播。

③接触被病毒污染的物品后也可造成感染。

（2）传染期。

潜伏期 1~14 天，多为 3~7 天。在潜伏期即有传染性，发病后 5 天内传染性较强。

4. 老年人对新型冠状病毒肺炎的预防方法

（1）接种新型冠状病毒疫苗。

（2）减少去人群聚集的地方，避免接触感染患者。高风险地区老年人外出戴口罩，低风险地区老年人进入封闭空间如超市、地铁等应戴口罩。

（3）外出返家时，使用肥皂或洗手液洗手，或使用含有酒精成分的免洗洗手液洗手。未洗手，勿接触口、鼻、眼部。

（4）保持环境清洁和通风。

（5）经常锻炼、注意休息，提高自身免疫力。

（6）准备常用物资，例如一次性口罩、家用消毒物品、体温计等。

5. 养老护理员对新型冠状病毒肺炎的自我防护

（1）养老护理员对新型冠状病毒肺炎的自我防护与老年人一致。

（2）养老护理员照护患有呼吸道感染症状的老年人时，注意佩戴口罩，勤洗手。

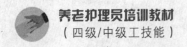
（三）肺结核

1. 肺结核的病因和表现

（1）病因。结核分枝杆菌感染，入侵人体肺组织。老年人感染肺结核主要为继发性肺结核，一是陈旧的原发灶内结核杆菌因老年人免疫力低下等原因重新活动，引起病灶复燃；二是原发感染已经治愈但再次受到外界结核分枝杆菌感染而导致疾病的发生。

（2）表现。咳嗽、咳痰≥2周或咯血、痰中带血、胸闷、胸痛、低热、盗汗、乏力、食欲减退和体重减轻等症状。

2. 肺结核传播途径

肺结核由飞沫传播，传染力强、传播速度快、传播范围广，在社会交往过程中与活动性肺结核患者接触时容易受到感染。

3. 老年人对肺结核的预防方法

老年人群是肺结核的重点防治人群。

（1）定期接受结核筛查。

（2）常通风、勤洗手、不随地吐痰，结核病流行时去人群聚集地须戴口罩。

（3）经常运动，提高自身免疫力。

4. 养老护理员对肺结核的自我防护

（1）养老护理员对肺结核的自我防护与老年人一致。

（2）照护有呼吸道感染表现的老年人时注意佩戴口罩。

（3）注意休息，经常锻炼，提高自身免疫力。

（4）按照消毒要求使用75%的乙醇和紫外线消毒车进行空气消毒。

（四）乙型病毒性肝炎

1. 病毒性肝炎的病因和表现

（1）病因。肝炎病毒入侵到人体。

（2）表现。病毒性肝炎包括：甲型肝炎、乙型肝炎、丙型肝炎、丁型肝炎、戊型肝炎。我国是乙肝大国，乙型肝炎为慢性肝炎。病毒性肝炎主要表现为食欲减退、恶心、乏力、黄疸。

2. 乙型病毒性肝炎的传播途径

乙型肝炎在成年人之间通过血液传播和性传播。

3. 老年人对乙型病毒性肝炎的预防方法

接种乙肝疫苗。

4. 养老护理员对乙型病毒性肝炎的自我防护

（1）接种乙肝疫苗。

（2）若接触过患有乙型肝炎的老年人，可用过氧乙酸、次氯酸钠进行消毒。为患有乙型肝炎的老年人进行照护时，避免与其体液接触，处理餐具及进行清洁照护时需要戴手套。

（五）梅毒

1. 梅毒的病因和表现

（1）病因。苍白螺旋体感染。

（2）表现。梅毒表现复杂，后天获得性梅毒分为早期和晚期梅毒。早期梅毒，外生殖器出现硬下疳，皮肤出现梅毒疹，淋巴结肿大；晚期梅毒出现心脏梅毒、树胶肿、麻痹性痴呆等。

2. 梅毒的传播途径

成年人之间传播途径主要为性传播。

3. 老年人对梅毒的预防方法

（1）主动进行梅毒筛查。

（2）安全性接触。

4. 养老护理员对梅毒的自我防护

（1）养老护理员对梅毒的自我防护与老年人一致。

（2）养老护理员面对患有梅毒的老年人，协助清洁时需要戴手套。

二、老年人常见传染性疾病的预防

（一）感染性腹泻

1. 感染性腹泻的病因和表现

（1）病因。食用不洁食品，被细菌、病毒、原虫等多种病原体感染引起。

（2）表现。因细菌、病毒、原虫等都可能引起感染性腹泻，不同病因在表现上会有差异。腹泻可分为轻型、中型、重型，轻度腹泻表现为腹泻，但次数不多，无脱水症、无发热、症状在 36 小时内消失；中型腹泻，每日 10 余次，伴有口渴、尿量明显减少，皮肤轻度干燥，眼眶有轻度至中度凹陷，恢复时间超过 48 小时；重型

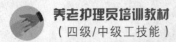

腹泻，腹泻剧烈，每日 20 余次或次数多至数不清，有重度脱水、皮肤明显干燥、眼眶明显凹陷，少尿至无尿，周围循环衰竭，血压测不到，神志不清，或中毒症状严重或意识障碍者。

2. 感染性腹泻的传播途径

粪-口传播。

3. 老年人对感染性腹泻的预防方法

（1）注意饮食卫生。从冰箱取出的食品应充分加热后食用；选择新鲜、干净的海产品；不吃剩菜、剩饭、剩汤；有乳糖不耐受的老年人可以选择酸奶。

（2）勤洗手。

4. 养老护理员感染性腹泻的自我防护

（1）养老护理员对感染性腹泻的自我防护与老年人一致。

（2）养老机构老年人出现以上传染病症状时，立即送医，启动应急预案。

（二）疥疮

1. 疥疮的病因和表现

（1）病因。疥螨寄生于人体皮肤表皮层内引起的一种传染性皮肤病。

（2）表现。皮肤呈粟米大小的丘疹、红斑、水疱等，多发于腋窝、肘窝、指缝、脐周、外生殖器等皮肤薄嫩部位，伴有剧烈的瘙痒，夜间严重，可有明显抓痕、血痂、皮肤增厚等表现。病程长、传染性强。

2. 疥疮的传播途径

疥疮的传播途径为接触性传播，握手、共用被褥或混穿衣裤为主要传播方式。

3. 老年人对疥疮的预防方法

（1）注重皮肤清洁。日常生活中注意皮肤清洁与卫生，对于皮肤褶皱处如腋下、肛门附近、会阴部、趾指间以及女性的乳房下，常用温水和中性沐浴露进行清洁。

（2）晒太阳。经常晒太阳可以提高皮肤新陈代谢，促进血液循环，提高皮肤免疫力。阳光中的紫外线可以杀菌，是保持皮肤健康的重要措施。

（3）环境清洁。房间每日通风，保持干燥。

（4）物品清洁、消毒。贴身衣物和被褥经常在阳光下曝晒。

（5）隔离防护。不与患有疥疮的老年人同居，不直接接触其衣袜。

4. 养老护理员对疥疮的自我防护

（1）养老护理员接触患有疥疮的老年人必须戴橡胶手套，袖口束在手套里。

（2）养老护理员自我防护措施与老年人一致。

三、床旁隔离的概念和要求

（一）床旁隔离的概念

属于隔离措施的一种，是指对因特殊感染或感染多重耐药菌的老年人，为避免感染他人而实行的隔离措施。

（二）床旁隔离的要求

（1）床单位安置在整个房间的一角。

（2）床间距离大于1.5米，若小于1.5米应用屏风隔开。

（3）床头卡处贴挂隔离标志。

（4）避免与其他老年人接触。

（5）应将感染同一种耐药菌的老年人安排在同一居室内。

（6）床旁设有消毒设施和专用医疗器械。

（7）接触老年人后，双手必须消毒。

（8）实施床旁隔离时，应先照料护理其他老年人，最后照料护理耐药菌感染的老年人。

（9）老年人离院后，房间应通风换气，并进行终末消毒。

（10）食具、便器、体温表、听诊器应专用，呕吐物、排泄物均应消毒。

第六节　失智照护

学习要点

1. 失智老年人常见异常行为的识别与应对方法

2. 为失智老年人提供安全环境

一、失智老年人常见异常行为的识别

失智是以认知功能缺损为核心症状的获得性智能损害综合症状，认知损害的范围包括记忆、定向、理解、判断、计算、语言、视空间等功能领域。引起失智的最主要病因是阿尔茨海默病和血管性痴呆。

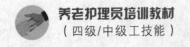
（一）记忆力减退

失智的早期表现是近期记忆力下降，表现为容易忘记新近发生的事情，如刚说或刚做过的事转身就忘，难以学习新知识和技能；注意力不集中，容易被周围环境影响，忘记正在做的事情。失智进展至中期时，近期记忆进一步下降，会忘记家庭住址和家人名字；同时出现远期记忆受损，忘记个人经历、重要事件，如结婚日期、工作日期等。失智晚期时，老年人会忘记自己的姓名和年龄。

（二）定向力障碍

定向力包括时间定向力、空间定向力、人物定向力。

时间定向力下降出现较早，表现为老年人不清楚年、月、日甚至季节，如夏天穿棉鞋。空间定向力下降早期表现为偶尔在熟悉的环境迷路，如买菜后找不到回家的路，中期表现为在熟悉的环境容易迷路走失，在家里找不到自己的房间或在养老机构进错房间、躺错床等。人物定向力下降指的是老年人对周围环境中的人以及自己的认识能力下降，表现为叫不出不大熟悉的人的名字，甚至根本认不出，后期连自己的亲人，照顾自己的人也分不清，严重时不认识自己，常常会对着镜子中的自己"对话"。

（三）语言障碍

阿尔茨海默病早期的语言障碍表现为找词困难与流畅性下降，而复述、发音没有损害；随病情进展，中期出现语言空洞、理解能力受损、书写障碍。血管性痴呆表现出言语不流利、费力、缺少韵律、句法易误；或者表现为语义记忆障碍，命名不准，语言空洞，缺乏名词，出现赘语。

（四）计算能力下降

计算能力下降早期表现与理财、购物有关，不能合理管理钱财、购物算错账，即使受过良好的教育，也难以完成100连续减7。中期表现为不能完成20连续减2，甚至不能完成10连续减1的计算。

（五）理解力和判断力下降

综合表现为不能正确应对环境变化或突发状况，不能合理安排日常事务。

（六）行为与人格障碍

包括情绪不稳定、冲动控制障碍、社交适应性下降等。具体表现为日常生活中情绪多变、易激怒，不注意社会行为规范、有破坏性行为、性活动增强、运动性激越，缺乏同理心、自制力丧失等。

（七）行动障碍

失智早期，在无其他疾病因素影响下，老年人行动正常；失智中期，出现行动障碍，例如难以完成家务活动，自理活动困难，需要他人照料；失智后期，由于神经系统进一步退化，神经肌肉协调受限，出现吞咽、排便等功能障碍，难以配合完成自理活动。

二、失智老年人常见异常行为的应对方法

正确应对失智老年人的常见异常行为，需要准确识别，冷静应对。一方面，积极协助医护人员治疗原发病、心脑血管疾病以及 2 型糖尿病等危险因素；另一方面，在认知、日常生活能力训练基础上进行生活方式干预，维持和改善老年人在日常生活中的独立性。因此，应对措施具有个性化和综合性的特点。

（一）开展认知训练

认知训练包括注意力训练（删除作业、猜测游戏）；失认症训练（背景图中识别图像、辨认相似物品）；失用症训练（身体姿势模仿、肢体运动模仿）；记忆力训练（图片或实物记忆）；思维训练（搭积木、拼图、计算训练）等。主要以纸张、卡片为主，采用作业疗法、功能训练、思维训练及技能训练相结合的方法。此外，近年来根据老年人的兴趣爱好和认知障碍程度创新了怀旧疗法、宠物疗法、园艺疗法、音乐疗法、游戏疗法、绘画疗法等灵活多样的训练方式。

（二）日常生活能力训练

随着认知水平下降，老年人日常生活能力逐步减退，开展日常生活能力训练对恢复老年人认知水平及独立生活能力有积极作用。生活能力训练是指导老年人进行进食、穿脱衣裤、坐轮椅和如厕等简单日常工作。

（三）生活方式干预

（1）鼓励老年人进行规律锻炼。有规律的运动能够改善血液循环，增加脑血流量，改善记忆力、注意力等认知功能，预防大脑衰老、延缓认知障碍的进展。结合失智老年人的体能和心肺功能水平、既往运动习惯和兴趣，制订个性化的体育锻炼方案，鼓励老年人规律锻炼。

（2）饮食规律，易消化，避免辛辣刺激。

（3）避免独居、吸烟、饮酒。

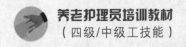
（4）保持良好睡眠，心情舒畅。

三、为失智老年人提供安全的环境

失智老年人面临跌倒、坠床、走失、噎食、误吸、误食等安全风险。为失智老年人提供安全环境是避免安全风险的措施之一。

（一）行走路线无障碍物

简化居住环境，通过消除干扰来弥补失智老年人观察力的损失和注意力下降，如家具简洁、贴墙放置，减少杂物和尖锐的转角。老年人行走路线上，无杂物堆积，有连续扶手可支撑。

（二）充分照明

模仿日光效果，尽量不要同时开几盏灯，这样会产生很多影子，老年人可能会误解这些影子，甚至会感到恐惧。在卧室、过道和卫生间安装感应式夜灯，夜间照明不能存在照明盲区，保证夜晚活动的安全性。

（三）出入口设计隐蔽

出入口采用和墙面相近颜色，避免引起老年人注意，也可以利用布帘、画面等隐藏出入口，或在出入口附近放一块黑色的垫子，老年人不能跨过它，避免走失。

（四）危险物品避开放置

移除热水瓶、刀剪、钉子等锐器。妥善保管药品、食品等。电源插座、配电柜、煤气、天然气等设施，设置在老年人触及不到的地方，或采取隐藏上锁的方式进行封闭。

（五）做好门窗、阳台的安全措施

采取下悬或限位平开形式的外窗，并在窗户外设有隐形护栏网，以免老年人不慎坠落。应用现代电子产品，如安装电子门锁、门窗感应装置、远程报警系统、电子定位装置等加强门禁，防止老年人走失。

（六）地面防滑处理及阳角软包

地面铺防滑地板、地砖或者防滑垫，避免跌倒；家具阳角使用海绵等材质软包，避免磕伤。

第七节　安宁服务

学习要点

1. 安宁照护的基本知识、安慰临终老年人的常用方法

2. 遗体照料和遗物整理

3. 终末消毒概念及方法

一、临终老年人的照护

（一）安宁照护概述

1. 安宁照护的概念

安宁照护也叫安宁服务、临终关怀，是指对没有救治希望的临终老年人及其家属提供生理、心理和精神方面的照护支持。主要目的是提高临终老年人的生活质量，使老年人能安详、舒适、平和、有尊严地离世，同时帮助家属顺利度过老年人临终阶段和哀伤期。

2. 安宁照护的理念

（1）全人照护：把临终老年人看成一个整体，对其提供身体、心理、社会、精神等全方位的照护支持。

（2）全家照护：照护对象不仅包括临终老年人，还包括临终老年人家属。

（3）全程照护：对老年人的照护是一个持续的过程，包括临终前、死亡后的照护，也包括在此过程中对临终老年人家属的照护。

（4）全员照护：临终老年人及其家属的照护是由多学科团队完成的，团队成员包括医护人员、社会工作者、心理咨询师、养老护理员、志愿者等。

3. 临终老年人的躯体症状及照护要点

（1）循环与呼吸衰竭。

常见的循环衰竭表现有：脉搏跳动加快、不规则、减弱，甚至无法测出，同时可能伴有血压下降、呼吸困难等症状。如果桡动脉无法测出脉搏，可以测量股动脉或颈动脉脉搏。

常见的呼吸衰竭表现有：呼吸频率不规则，呼吸深度由深变浅，经口呼吸，痰

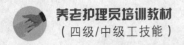

液不易排出。照护时要安置老年人舒适体位，及时清理痰液。

（2）消化与泌尿系统变化。

消化系统常见的变化包括恶心、呕吐、腹胀、便秘、食欲不振等；泌尿系统常见的变化包括大小便失禁、尿潴留等。照护过程中要特别注意老年人的饮食、饮水、大便、小便，如果有留置胃管，要保持胃管通畅，及时补充营养和水分；如果有便秘，要采取通便措施；如果有留置尿管，要做好尿管护理；如有大小便失禁，要特别注意皮肤护理。

（3）感知觉与意识的变化。

常见的变化有意识模糊、昏睡、昏迷等，如出现神志不清、谵妄、躁动，要特别注意使用床栏保护，防止坠床。另外，临终老年人常会出现感觉退化，所以要维持舒适体位，勤翻身，防止发生压力性损伤；在照护时动作要轻柔，语言要温和，避免不良刺激。

（二）安慰临终老年人的常用方法

根据临终老年人的心理变化特征进行安慰。

1. 否认期

此阶段老年人常常不相信自己即将死亡的事实，总认为搞错了，希望能出现奇迹。护理员应该像对待自己亲人一样去问候、安慰，耐心陪伴并倾听，鼓励老年人倾诉内心的恐惧与不安。

2. 愤怒期

此阶段老年人已经知道自己时日不长，但无法接受，经常表现出不配合护理治疗，发脾气，打碎东西，甚至迁怒于周围人员。护理员应该抱有宽容理解的态度，为其提供适合宣泄的环境，不与其争执，不因为老人的情绪影响自己的工作。

3. 协议期

此阶段老年人承认死亡来临，接受临终现实，并对生存仍抱有一定希望，愿意配合治疗护理。护理员应该积极主动地关心爱护老年人，尽量满足其需求，细心照护。

4. 忧郁期

此阶段老年人已经知道自己生命垂危，情绪极为悲伤，常表现出对家人的思念和担忧，急于交代后事。护理员要密切观察其情绪变化，进行心理疏导和死亡教育，并且尽量安排家属陪伴。

5. 接受期

此阶段老年人已充分认识自己即将死亡的事实，对死亡有一定准备，表现平静，常常处于极度虚弱、嗜睡状态。护理员应该保持环境宁静，用温和平静的语言给予老人精神安慰，同时尽量帮助其完成心愿，使老人安心离开。

二、善终照护

（一）遗体照料

1. 目的

使遗体清洁、外观良好、易于辨认，同时也使家属感到安慰，减轻哀痛。

2. 意义

遗体照料是对死者最基本的尊重，对生者最好的安慰。

3. 注意事项

（1）不随意暴露遗体。

（2）遵照家属意愿进行或协助遗体清洁。

（3）填塞七窍时，避免填塞物外露。

（二）整理遗物

1. 目的

整理遗物，按规定提交其亲属或交予主管保管。

2. 意义

整理遗物是对逝者的尊重，也是对其亲属的安慰，是老年人安宁服务的最后步骤。

3. 注意事项

（1）最好亲属在场，若亲属不在场，应由两人同时清点并登记，必要时拍照。

（2）轻拿轻放易损坏物品。

（3）清点清楚，登记准确。

（4）遗物清单至少留存一年。

（5）亲属领取遗物时，需核对并签全名；无法交给亲属的遗物，交予主管保管。

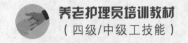
三、终末消毒

（一）终末消毒的概念

终末消毒是指对出院、调整居住区域或去世老年人及其所住居室、用物、医疗器械进行的处理。

（二）终末消毒的方法

1. 对老年人使用过的床单位和用物进行终末消毒

（1）普通老年人穿着的衣服和使用的被服，统一送洗衣房清洗；若去世老人患有传染病，应将布类物品包裹好后标注"隔离"二字送洗衣房消毒清洗。对于一次性使用的物品统一放入指定垃圾袋。普通老年人的个人衣物，应整理好交给家属，患有传染病的老年人衣物应该消毒处理后交还给家属。

（2）普通老年人使用过的体温计，清水冲洗后放入75%的乙醇溶液中浸泡30分钟消毒。若去世老人患有传染病，则应该将其用过的体温计浸泡在0.2%～0.5%的过氧乙酸溶液或1%的漂白粉溶液中浸泡消毒30分钟。

（3）老年人使用过的餐具、脸盆、药杯、便盆等用物，在0.2%～0.5%的过氧乙酸溶液或1%的漂白粉溶液中浸泡消毒30分钟。

2. 对老年人居室进行终末消毒

（1）将老年人床单位的棉胎、褥子摊开，床垫、枕芯竖起，同时打开抽屉和柜门，用紫外线灯照射整个居室30~60分钟，结束后开窗通风。

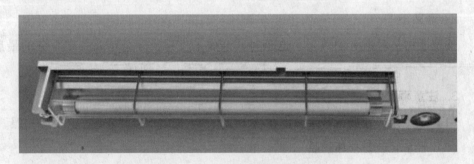

图 1-2-18　悬挂式紫外线灯

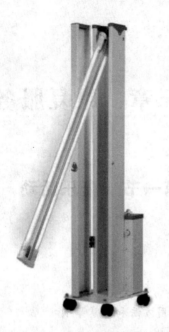

图1-2-19　移动式紫外线车

（2）普通老年人使用的家具表面、地面、墙面进行清水毛巾或拖把擦拭；传染病老年人使用的家具表面、地面、墙面用含250~500mg/L的含氯消毒液毛巾或拖把进行擦拭，若为金属表面，则可使用75%的乙醇溶液进行擦拭。

第三章　康复服务

第一节　康乐活动

1. 文娱性康乐活动的实施方法
2. 老年人简易健身器材使用方法和注意事项
3. 失智老人音乐、园艺、益智类活动方法和注意事项

一、文娱性康乐活动的开展

文娱性康乐活动是指和文化、娱乐主题有关的，有益于老年人身心健康的，推进老年人自我实现、社会参与，提高老年人生活质量的活动。文娱性康乐活动通常包括演唱、朗诵、器乐演奏、舞蹈、时装秀、影视剧欣赏、书画、棋牌、游园等形式。

（一）老年人文娱性康乐活动的作用

1. 促进身体健康

文娱性康乐活动可以促进老年人机体新陈代谢，锻炼肌力，增加肺活量，促进血液循环，改善睡眠，增进食欲，从而促进身体健康。

2. 保持良好情绪

老年人通过参与文娱性康乐活动，在轻松愉悦的氛围下增加了与他人的接触，增进了与他人的交流，从而缓解了老年人常见的孤独感、抑郁、焦虑等不良情绪，有助于保持良好稳定的情绪状态。

3. 提高注意力、记忆力和思维能力

老年人在文娱性康乐活动中需要专注于活动，并进行思考和记忆，有助于提高老年人的注意力、记忆力和思维能力。

4. 促进自我价值感

文娱性康乐活动可以帮助老年人融入社会，重拾过去的兴趣，通过参与活动、完成任务和得到他人的表扬、鼓励等，增强老年人的自我价值感。

（二）老年人文娱性康乐活动的开展流程

1. 文娱性康乐活动的实施原则

（1）尊敬老年人。

（2）与老年人建立互相信任的关系。

（3）对老年人有耐心、多鼓励。

（4）针对老年人的特点对活动形式进行个性化设计。

2. 文娱性康乐活动的开展流程

（1）评估。养老护理员评估老年人的身体状况、性格特点、兴趣爱好、个人习惯等。

（2）计划。养老护理员根据评估结果，听取康复治疗师、老年人及家属的建议制订活动计划，确定活动目标。

（3）实施。养老护理员讲解活动规则、示范活动，指导老年人循序渐进地开展活动，活动过程中注意观察老年人的反应，及时鼓励。

（4）评价。养老护理员评价老年人参与活动的情况及活动目标的达成情况，询问老年人的感受和建议，根据建议持续改进活动方案，预约下次活动的时间。

二、指导老年人使用简易健身器材进行活动

（一）健身器材概述

1. 健身器材的概念

健身器材是用于提高身体素质、增加身体机能，形成形体运动锻炼、体育基础训练和一般康复锻炼的专用器材。社区内开展老年人健身活动依托常见社区用健身器材，与医疗健身器材相比，更有普适性和实用性。

2. 健身器材的适用对象

适用于身体健康，有意愿使用健身器材进行锻炼活动的老年人；因老化或某些疾病导致身体机能功能缺陷，需要使用健身器材进行针对性康复训练的老年人。医疗机构用专业康复训练器械应在康复师帮助下使用。

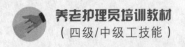
（二）健身器材的种类

名称	图片	使用方法	作用
漫步机		双手紧握横杆，双脚分置踏板上，双腿交替前后摆动，踏板未停稳时严禁上下；不要在同侧打秋千；摆腿的幅度不超过45°，频率为每次3~4秒	增强心脏功能及下肢、腰部肌肉力量；改善下肢柔韧性和协调能力，提高下肢各关节稳定性
椭圆机		静止状态时上下踏板，每站位限1人使用，双脚分站在踏板上，双手紧握把手，上肢做前后屈伸、下肢做椭圆运动	训练上下肢的协调能力，增强心肺功能
扭腰器		双脚平稳站在圆形踏板上，双手紧握扶手，上身保持不动，腰部以下肢体左右转动，扭腰时动作尽量要慢、柔，扭动幅度控制在80°以内	增强腰部、腹部肌肉力量，改善腰椎及髋关节柔韧性、灵活性，利于健美体型
上肢牵引器		站于器材拉手下方，双手握手柄，两臂同时均衡施力，垂直向上下做匀速交替往复运动，切勿握到铁链处，以免铁链活动时夹伤手指	锻炼上肢灵活性、增强神经对上肢的控制能力
双人腰背按摩器		双手扶稳站立，腰或背紧靠按摩器上，上下左右缓慢移动，利用凸点对相应部位进行按摩	增强人体腰部及背部肌肉力量，调节人体神经系统
太极推手器		面对圆盘，手掌贴在圆盘边沿处，然后双臂做顺或逆时针方向转动；锻炼时动作要到位，速度适中	通过肩、肘、髋、膝等关节的活动和按摩手掌，以达到贯通血脉、活络筋骨、增强相关肌群功能的目的

（三）健身器材的使用原则

1. 选择合适的简易健身器材

养老护理员应先评估老年人的身体状况、配合程度及上下肢的肌力情况，并结合老年人的喜好选择合适的简易健身器材。

2. 遵守循序渐进的原则

养老护理员在协助老年人使用简易健身器材时，应从小运动量开始，逐渐加大，直至达到有效的运动强度和运动时间。

3. 密切关注老年人的感受和反应

运动过程中，养老护理员应密切关注老年人的感受和反应，以老年人的耐受力为准，运动后达到轻度疲劳、精神愉快、脉搏稳定和血压正常的效果，说明运动量适宜，如果运动后出现头痛、胸闷、头晕等不适应立即停止运动。运动前后应监测老年人的脉搏，判断的标准为：运动后的即刻脉搏 = 170 - 年龄/分钟，不超过 110次，并能在运动后 5~10 分钟之内恢复到运动前的水平。

4. 指导老年人保持规律生活和健康饮食

老年人在使用简易健身器材锻炼时，应保持规律的生活和健康的饮食，作息要规律，多吃易消化、高蛋白、高维生素的食物，保持充沛的精力。

5. 养老护理员应在锻炼时保证老年人安全

养老护理员应保证老年人的安全，防止老年人发生跌倒等情况。

三、应用音乐、园艺、益智类游戏等活动照护失智老年人

（一）失智症的康复疗法和非药物疗法的作用

失智症的康复疗法和非药物疗法有别于药物疗法，其着重于失智老年人、照顾者以及环境在治疗过程中的相互作用，该方法能够充分考虑失智老年人的需要，针对失智老年人的个体差异为其提供个性化的针对性措施。非药物疗法可以对失智老年人的认知、情感以及日常生活等多方面起到改善作用，提高其正向自我感知，进而改善症状。

（二）音乐疗法

1. 概念

音乐疗法是在群体活动的氛围中，在养老护理员指导下，播放根据不同对象设计的音乐，利用不同乐曲的音乐特性，引导老年人做出符合节拍的、利于身心机能

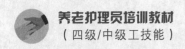
的动作。

2. 失智老年人的音乐活动方法

音乐活动常用的器材有手摇铃、响板、木槌、沙锤、鼓、音乐 CD 等。养老护理员根据老年人的兴趣爱好选择合适的音乐，编写节奏，运用手摇铃、响板等器材和身体语言，配合优美的音乐，给老年人带来身心的刺激，引发内在的情感并在瞬间传达，进而达到增进彼此关系、安定情绪、训练身体机能、改善智力等效果。

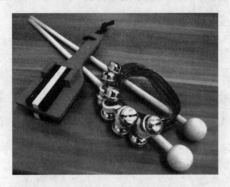

图 1-3-1 手摇铃、响板、木槌

（三）园艺疗法

1. 概念

园艺疗法是指养老护理员根据老年人的需求和特点开展的以花卉、蔬菜、果树等为媒介的活动，能够改善老年人的运动和认知功能，改善老年人的情绪，提高老年人的社会交往能力，提升老年人对生活的满足感。

2. 失智老年人的园艺活动方法

园艺活动包括果蔬种植、盆栽制作、插花等活动形式，过程有播种、育苗、移植、收获、松土、除草、浇水、施肥、修剪、插花、标本制作、干花制作、压花、香囊、制作种子画等。

（四）益智类游戏

1. 概念

益智类游戏活动是指养老护理员根据老年人的认知情况和兴趣爱好设计，融入感知、记忆力、注意力、逻辑、分析、概括、运算等思维能力训练的游戏活动。益智类游戏活动可以锻炼老年人的思维能力和反应能力，同时可以缓解精神压力，增添生活乐趣。

2. 失智老年人的益智类游戏活动方法

益智类游戏活动形式多样，除了猜字谜、叠积木、穿珠子、象棋、围棋、麻将、扑克、跳棋、书法、绘画及阅读等形式之外，还有例如"就不听指挥""三心二意"等非常有趣味性的活动形式。"就不听指挥"的规则是养老护理员发布指令，比如，"上""下""左""右"等动作指令，要求老年人一听到指令，立即做出相反的动作。"三心二意"的规则是，将两个盘子、一双筷子放在桌子上，其中一个盘子放花生米。养老护理员准备几道简单的10以内加减法的题目。当游戏开始时，养老护理员出题，要求老年人一边用筷子向另一个盘子夹花生，一边计算。这种趣味活动还有锻炼老年人的脑、眼、手的协调能力的作用。养老护理员可以根据老年人的兴趣爱好和性格特点设计益智类游戏活动的规则，增加老年人的参与度。

（五）引导老年人参与音乐、园艺、益智类游戏等活动的流程

1. 告知

告知老年人活动的目的、方法和注意事项。

2. 评估

评估老年人的认知功能、肢体活动功能、精神状态和配合程度等。

3. 工作准备

做好相关的物品、环境、护理员自身准备和老年人的准备。

4. 讲解、实施活动

先讲解活动的步骤和要点，再实施活动。

5. 记录、评价

记录老年人参与活动的情况，评价老年人活动后的感受和反应。

（六）失智老年人音乐、园艺、益智类游戏活动的注意事项

1. 选择合适的活动形式和器材

养老护理员应先评估老年人的身体状况、配合程度、上下肢的肌力情况、认知功能，并结合老年人的喜好选择合适的活动形式和活动器材。

2. 遵守循序渐进的原则

养老护理员协助老年人在音乐、园艺、益智类游戏活动时，应由易到难，循序渐进。

3. 密切关注老年人的感受和反应

活动过程中，养老护理员应密切关注老年人的感受和反应，如果老年人感到劳

累，应停下来休息，如有不适，应立即上报。

4. 养老护理员应及时给予失智老年人鼓励

养老护理员在活动过程中，应及时鼓励老年人，增加老年人的信心。

第二节　功能促进

学习要点

1. 老年人基础性日常生活活动和工具性日常生活活动康复方法和注意事项

2. 老年人压力性尿失禁的功能训练方法和注意事项

3. 老年人简易康复器材使用方法和注意事项

4. 老年人坐位、站立位平衡能力训练方法和注意事项

5. 日常生活类辅助器具种类和使用方法

6. 助行器、轮椅等辅具选择的原则

一、老年人日常生活活动训练的基本知识和方法

（一）老年人日常生活活动的分类

老年人日常生活活动是指老年人在每日生活中，为了照顾自己的衣、食、住、行，保持个人卫生整洁和进行独立的社区活动所必需的一系列基本活动。老年人的日常生活活动包括基础性日常生活活动和工具性日常生活活动。

1. 老年人基础性日常生活活动

老年人基础性日常生活活动是指人维持最基本的生存和生活所必需的每日反复进行的活动，包括自理活动和功能性移动两类。自理活动包括进食、梳妆、洗漱、洗澡、如厕、穿衣等；功能性移动包括翻身、从床上坐起、转移、行走、驱动轮椅和上下楼梯等。

2. 老年人工具性日常生活活动

老年人工具性日常生活活动是指人维持独立生活所必需的一些活动，包括使用电话、购物、做饭、家务处理、洗衣、服药、使用交通工具、处理突发事件以及在社区内的休闲活动等，这些活动需要使用一些工具才能完成。

（二）老年人日常生活活动训练的目的

日常生活活动训练可以帮助老年人恢复身体功能，把剩余能力发挥到最大限度，使老年人对生活有更好的适应能力，增进健康、延缓衰老、预防活动功能的丧失。

（三）老年人日常生活活动训练的内容

养老护理员将每一项日常生活活动分解成若干个动作，进行有针对性的指导，然后再组合成一个完整的动作，并在生活实践中加以运用，提高老年人的生活自理能力。通过日常生活活动的康复训练，可以改善老年人的日常生活活动能力，提高生活质量，促进老年人的社会交往。老年人基础性日常生活活动的康复方法包括穿脱衣服训练、晨间洗漱康复训练、床上翻身运动训练、体位转换训练等；老年人工具性日常生活活动的康复方法包括家务劳动训练、使用交通工具训练等。

（四）老年人日常生活活动训练的注意事项

1. 训练前做好各项准备

养老护理员在训练前帮助老年人排空大小便，固定好各种导管，防止在训练过程中脱落等。

2. 遵守循序渐进的训练原则

养老护理员在协助老年人进行日常生活活动康复时，应从易到难，循序渐进，可将日常生活活动的动作分解成若干个细小的动作，反复练习，并注意保护，以防发生意外。

3. 训练时给予充足的时间和必要的指导

养老护理员在训练时要有极大的耐心，对老年人的每一个微小的进步，都要给予恰当的肯定和赞扬，增强老年人的信心。

4. 注意观察老年人的精神状态和身体状况

养老护理员应注意观察老年人是否过度疲劳，有无身体不适，以便及时给予必要的处理。

二、协助压力性尿失禁老年人进行功能训练

（一）压力性尿失禁的定义

压力性尿失禁是指在运动、打喷嚏、咳嗽、大笑等腹压增高时出现的不由自主的漏尿。其特点是正常状态下无漏尿，而腹压突然增加时尿液不自主地流出。

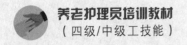

（二）老年人压力性尿失禁的主要原因

压力性尿失禁常见于女性老年人，占女性各类型尿失禁的 49%。女性的尿道有着短宽直的特点，随着年龄增长，女性盆底肌逐渐松弛，加之女性分娩时造成的盆底损伤，使得压力性尿失禁在老年女性人群中有着较高的发病率。

（三）压力性尿失禁的主要临床表现

在咳嗽、大笑、打喷嚏、提重物或者上楼梯等情况下，腹压增高，尿道控尿能力不足导致尿液漏出。

（四）老年人压力性尿失禁的功能训练方法和注意事项

1. 老年人压力性尿失禁的功能训练方法

压力性尿失禁的老年人可以进行盆底肌肉训练。盆底肌肉训练是在不收缩下肢、腹部及臀部肌肉的情况下自主收缩耻骨、尾骨周围的肌肉（会阴及肛门括约肌）。每次收缩维持 2~6 秒，松弛休息 2~6 秒，如此反复 10~15 次，每天训练 3~8 次，持续 8 周以上或更长时间。此外，可以训练老年人养成定时排尿的习惯，例如，鼓励老年人在餐前 30 分钟、晨起或睡前排尿，白天大约每 3 小时排尿一次或者根据老年人的情况适当调整。

2. 注意事项

养老护理员要叮嘱老年人在训练前排空膀胱，指导老年人在训练过程中不要憋气。此外，由于压力性尿失禁涉及老年人的隐私，养老护理员在指导老年人做盆底肌肉训练和进行健康宣教时应注意保护老年人的隐私，态度要耐心真诚。

三、指导老年人使用简易康复器材进行活动或训练

（一）康复器材概述

养老护理员为老年人开展康复训练时，需要借助于一定的简易器械进行训练，这些器材就叫简易康复器材，多数由钢材、木材、塑料等制作而成。它们的结构、形状、尺寸、重量、用途各不相同，有的由几十个、上百个零件组成，有的则非常简单。

（二）常用老年人简易康复器材的使用方法和作用

名称	图片	使用方法	作用
训练用平衡杠		站立训练：适用于已完成坐位平衡训练的老年人，继续训练立位平衡和直立感觉，提高站立功能 步行训练：适用于所有步行功能障碍的老年人。老年人可手扶木杠，以帮助下肢支撑体重，保证身体稳定性，或减轻下肢负重。在老年人拄拐步行的初期，为防止跌倒，可以让老年人先通过平衡杠练习行走	借助上肢帮助进行步态训练，矫正行走中的足外翻、髋外展，增加行走的稳定性
训练用扶梯		适用于骨关节疾病、脑血管意外后遗症的老年人。老年人可以双手扶住扶梯的扶手，一个台阶 个台阶地走，训练时注意要有抬腿、重心上移的过程，不要将患肢拖上去	锻炼老年人的步行功能和上下楼梯功能
下肢功率自行车		适用于下肢关节活动、肌力、协调功能及心肺功能障碍的老年人。根据康复师的处方和训练计划，调节功率自行车的阻力和速度到合适的大小，指导并监督老年人进行踏车练习	训练老年人下肢的关节活动范围，增强下肢肌力，提高身体平衡能力，增强心肺功能
肩梯		适用于肩关节活动范围受限的老年人。通过手沿着阶梯不断向上攀爬，逐渐增大肩关节的活动范围，减轻疼痛，防止肩关节挛缩。老年人可面对（改善肩前屈活动范围）或侧对（改善肩外展活动范围）肩梯，手指由下而上进行攀爬，到最大限度时可稍停，进行牵伸	改善肩关节的活动范围，促进关节滑液的分泌，牵伸挛缩粘连的软组织，维持和扩大肩关节的活动度，恢复软组合的柔韧性

（三）常用老年人简易康复器材使用的注意事项

1. 选择合适的简易康复器材

养老护理员应先评估老年人的身体状况、配合程度及上下肢的肌力情况，根据康复治疗师制订的训练计划选择合适的简易康复器材。

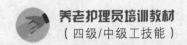

2. 遵守循序渐进的原则

养老护理员在协助老年人使用简易康复器材时，应从小运动量开始，逐渐加大，直至达到康复计划要求的训练强度和时间。

3. 密切关注老年人的感受和反应

在使用简易康复器材训练的过程中，养老护理员应密切关注老年人的感受和反应，如果运动后出现头痛、胸闷、头晕等不适应立即停止运动。

4. 指导老年人保持规律生活和健康饮食

老年人在使用简易康复器材锻炼时，应保持规律的生活和健康的饮食。作息要规律，多吃易消化、高蛋白、高维生素的食物，保持充沛的精力。

5. 养老护理员应在锻炼时保证老年人安全

养老护理员应保证老年人的安全，防止老年人发生跌倒等情况，过程中注意保护患侧，避免拖拉拽，损伤老年人肢体。

四、老年人坐位或站立位的平衡训练

（一）平衡的概念

平衡是指在不同的环境情况下维持自身稳定性。正常情况下，当人体重心垂线偏离稳定基底时，即会通过主动的或反射性的活动使重心垂线返回到稳定基底内。

（二）平衡的分类

平衡功能根据姿势分为坐位和站立位的平衡，坐位和站立位的平衡又分为静态平衡、自动态平衡和他动态平衡。静态平衡指的是老年人在不需要帮助的情况下能维持所要求的体位。自动态平衡指的是老年人能维持所要求的体位，并能在一定范围内主动移动身体重心后仍维持原来的体位。他动态平衡指的是老年人在受到外力干扰而移动身体重心后仍恢复并维持原来的体位。

（三）平衡训练的原则

（1）训练时老年人的动作速度应缓慢，不可过快。

（2）平衡功能训练时，可以通过镜子进行姿势矫正。

（3）当老年人有严重的心律失常、心力衰竭或严重感染、严重的痉挛等，则暂不宜训练。

（4）训练时，养老护理员要在老年人旁边注意保护，以免发生跌倒。

（5）训练时要循序渐进，重心由低到高，从静态平衡到动态平衡，逐渐增加训练的复杂性。

（四）老年人坐位、站立位平衡训练的方法

1. 老年人坐位平衡训练的方法

老年人取坐位，坐在镜子前，手置于身体两侧或大腿部，保持心情放松。①静态平衡训练：在不受外力的前提下保持静态独立坐位姿势的训练，老年人通过协调躯干肌肉以保持身体直立。②自动态平衡训练：老年人独立完成坐位下的身体重心转移、躯干屈曲、伸展、左右侧屈及旋转运动，在此过程中，老年人随时恢复原有坐位姿势。训练时可以应用拾取或者触摸身体周围正前方、侧前方、正上方、侧上方、正下方和侧下方物品的方式进行。③他动态平衡训练：老年人在抵抗外力作用的情况下保持身体坐位平衡的训练。训练时，老年人在胸前双手抱肘，由养老护理员施加外力破坏患者坐位的稳定，诱发头部及躯干向正中线的调正反应。

2. 老年人站立位平衡训练的方法

老年人取站立位，站在镜子前，双足分开与肩同宽。①静态平衡的训练：嘱老年人平视前方，用健手扶着拐杖或者养老护理员搀扶老年人站立。经过一段时间的训练，再锻炼老年人独立站立的能力，养老护理员在老年人的患侧身旁保护，让老年人独立站立，通过视觉反馈调整站立的姿势，保持平衡的状态。②动态平衡的训练：老年人取站立位，双足分开与肩同宽，让老年人触摸正前方、侧前方、正上方、侧上方、正下方和侧下方的物品，或者养老护理员站在老年人对面从不同的方向抛球，让老年人用手去接抛来的球。

五、日常生活类辅助器具及使用

（一）日常生活类辅助器具的概念

老年人日常生活类辅助器具是用来帮助老年人独立完成日常生活活动的辅助装置。

（二）日常生活类辅助器具的种类及功能

根据日常生活类辅助器具的功能可以将其分为进食类辅具、穿衣修饰类辅具、卫浴类辅具等，其功能分别是辅助老年人完成进食、穿衣修饰和个人卫生等日常生活活动。

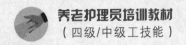
1. 进食类辅具

（1）防洒盘、碗。防洒盘是在普通盘子上加一个套圈，盘边有吸盘和挂钩，起固定和助力作用，通常为树脂材料，不怕烫不怕摔，方便老年人单手使用，防止用餐过程中饭菜洒落溢出。防洒碗一般为环保塑料材料，是将碗的一个边沿加高，形成高低两个边缘，勺子在碗内盛饭菜时不容易洒落外溢，碗底设有防滑吸盘，防止单手用力使碗滑动。防洒盘和防洒碗适用于偏瘫、手做精细动作困难的老年人。

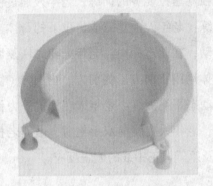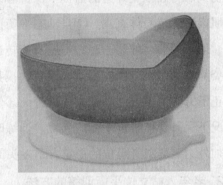

图 1-3-2　防洒盘、防洒碗

（2）助食筷。在普通筷子的基础上增加一个弹力夹，手握住筷子后，弹力夹可以自动伸展开。弹力夹由树脂材料制成。适用于偏瘫、手做精细动作困难的老年人。

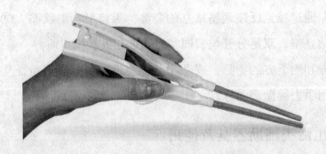

图 1-3-3　助食筷

（3）弯头叉、勺。不锈钢、硅胶或者塑料材质，根据弯曲方向不同，弯头叉、勺分为左手叉、勺和右手叉、勺两种。弯头叉、勺的头部向左或向右弯曲，用以补偿手指或手腕屈曲功能，适用于偏瘫、手做精细动作困难的老年人。见图 1-3-4。

（4）防抖勺。防抖勺是在勺把上增加一个半圆形的套手圈，套在手掌上握住勺把，左右均可应用。勺柄加粗加大，方便拿握，适用于偏瘫、手功能障碍、手形态异常的老年人。见图 1-3-5。

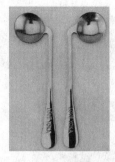

图 1-3-4　弯头勺

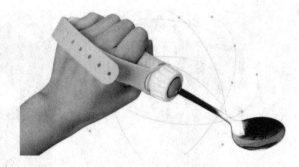

图 1-3-5　防抖勺

2. 穿衣修饰类辅具

穿衣修饰类辅具包括但不限于穿衣钩、系扣钩、鞋拔子、穿袜器、弯柄梳子、牙膏挤压器、放大镜指甲剪、吸盘指甲锉等。例如，穿袜板由塑料薄板和两条细带组成，老年人可以把薄板放入袜中，使袜口张开撑大，方便脚放入，穿入后把薄板拿出，细带用于提拉，适用于单手功能障碍、偏瘫的老年人。弯柄梳子为合成塑料材质，设计上符合人体生理曲线，增加了梳子的长度和曲度，适用于单上肢缺失，单手功能障碍，肩、肘、腕、手活动障碍的老年人。

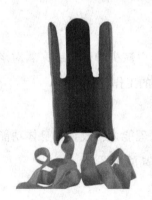
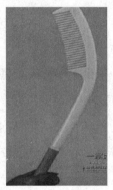
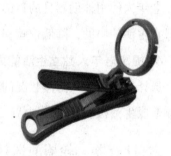

图 1-3-6　穿袜板、弯柄梳、放大镜指甲剪

3. 卫浴类辅具

卫浴类辅具包括但不限于马桶增高器、马桶起立架、洗澡椅、防滑扶手和步入式浴缸等。例如，马桶增高器是为了减少身体下蹲与马桶之间的距离，适用于下肢活动障碍，特别是髋、膝、踝关节障碍，下蹲、蹲起动作困难的老年人。马桶起立架放在马桶一侧，一端固定在马桶圈上，轻踩踏板马桶盖会自动翘起，不用低头弯腰，适合下肢活动障碍或蹲起弯腰困难的老人使用。

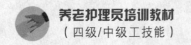

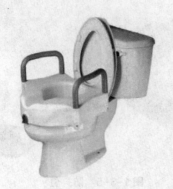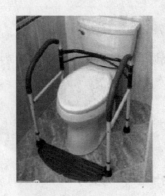

图 1-3-7　马桶增高器、马桶起立架

（三）选择日常生活类辅助器具的原则

1. 减少意外伤害发生的原则

具有稳定性与安全性的辅助器具，让老年人在进行日常生活活动的同时，通过辅助器具的使用，达到保护身体、维护安全、减少意外伤害发生的目的。

2. 性价比原则

选择适合老年人经济状况的性价比高的生活辅助器具。

3. 节约人力的原则

老年人使用辅助器具的目的是达成生活独立自主，以减少护理员或家属对老年人日常生活的协助，降低依赖程度，减少护理员或家属的工作量。

4. 提高老年人独立生活能力的原则

选择适合老年人身体状况的辅助器具，提高生活自理能力，改善因身体功能的限制造成生活机能减退的现状，让日常生活可以维持较高的水平。

六、助行器、轮椅的选择

（一）助行器的选择

（1）依据老年人的生命体征、意识、疾病程度及认知能力选择合适的助行器。

（2）应考虑载物、提供座位等因素。选择助行器应符合使用者所处环境要求，充分考虑家居面积、斜坡、楼梯、通道以及地面情况等。

（3）选择助行器时，应首先检查助行器是否损坏，折叠按钮、高度调节按钮、脚端橡胶帽和脚轮等是否完整牢固，以保证安全。

（4）使用助行器应定期对助行器及其附件进行检查，及时发现问题，及时解决问题，以避免意外及危险的发生。

（二）轮椅的选择

选择轮椅的基本原则是：位置稳定、舒适、使用方便、压力分布均匀、安全。

（1）老年人坐上轮椅后双腿与扶手之间应有 2.5~4cm 的间隙。

（2）轮椅靠背的上缘应在腋下 10cm 左右。

（3）老年人坐上轮椅后坐垫的前缘离膝后为 6.5cm 左右为宜。

（4）为了使老年人坐轮椅时感觉舒适和防止压疮，轮椅的椅座上应放坐垫，坐垫可分散臀部压力。

（5）老年人前臂放置在扶手背上，肘关节屈曲正常约为 90°角。

第四章　心理支持

第一节　沟通交流

学习要点

1. 沟通交流的类型
2. 沟通交流的方法

一、与老年人和家属沟通

（一）沟通交流的类型及方法

1. 沟通交流的类型

沟通交流按照不同的分类标准，可以分为正式沟通和非正式沟通、垂直沟通和水平沟通、单向沟通和双向沟通、语言沟通和非语言沟通、书面沟通和口头沟通、单独沟通和集体沟通等。其中，根据不同媒介可以把沟通交流分为语言沟通和非语言沟通两类，语言沟通是通过语言、文字、图形、表格、数字等形式进行的信息沟通。非语言沟通是通过动作、表情、语调、手势、空间距离等语音以外的形式进行信息沟通。

2. 沟通交流的方法

（1）语言沟通。

①倾听。一位良好的倾听者必须尽量排除周围环境的干扰。最重要的还是倾听者的内心注意，也就是信息接收者用心思考，感受对方传达的讯息，这更能显示倾听者的专注程度。在倾听过程中，恰当的肢体语言也会显示出倾听者的态度诚恳，这些都能让说话者感受到倾听者的支持和信任；用一些简单的反应，如恰当的微笑、赞许的表情、积极的目光或伴以"嗯""对"等的词语，促使说话者说下去，向说话人表明你在认真倾听。

②提问。可以根据老年人的情况和沟通的目的采用开放式提问或封闭式提问。开放式提问是用"什么、怎么样、为什么、如何"提问的问题，给对方反馈信息提供宽泛的个性化的回答空间，让对方感到自由开放。如：如果老年人的精神状态好，认知功能正常，我们可以问，"您最近身体怎么样？""您今天心情怎么样？"开始与老年人的沟通。封闭式问题是用"是否、能否、是不是、有没有"提问的问题，对方回答很简单，用来获得或确认重要的细节信息。同样是问候，我们还可用封闭式问题提问，如"您最近好吗？"老年人通常会回答"好"或"还行"，这样的回答通常比较简洁，用来确定老年人现在的状态。但需要注意的是，提问必须适时和适度，不要询问过多的问题，一次最好问一个，否则会造成对方思考的困扰或中断。

③情感反应。反映对方已经传达或隐含的情绪状态。除了简要地重复对方的内容外，可以表达对于说话者情感、感受的理解。反映对方的情感，提供说话者更深入观察他们自己内在的喜怒哀乐的各种情绪的机会，同时也有利于沟通的顺利进行。

④重复。听者将自己听到的对方说话的内容，以自己的方式，简洁地重复说话者的意思，以确定自己接收和理解的意思正是对方所欲传达的意思。当我们复述他人的意思时，用字必须尽量精简，避免使用冗长的陈述，阻碍说话者的思路。不过，必须注意简述语义时保持客观的描述，避免引导对方谈话的主题与方向。

（2）非语言沟通。

当我们在倾听别人说话时，必须保持放松而灵敏的身体姿态，并伴以适当的肢体动作，对对方的讲话作出积极的反应，比如身体适当前倾，与说话者交流目光，适当点头、做一些手势或身体接触。养老护理员应了解非语言的情绪表现，通过对方的面部表情、动作和姿势了解老年人的情绪状态。例如，扬起的上眼皮、紧绷的下眼皮和睁大的双眼是典型的恐惧反应。扬起或下垂的眉毛常用来当作对话信号以加强语气，眉毛扬起也表示惊讶或怀疑，是不相信或不信任的信号。眉毛低垂紧蹙是人在处理困难、困惑或专心时，会出现这种表情。当人感到悲伤、难过、痛苦时，嘴角会下垂。养老护理员在沟通时要保持与对方的目光接触，这表示在认真倾听，通过对方的目光也可以发现好感、接纳、喜欢、愉快、幸福、失落、挫折、悲伤等各种情感体验。养老护理员与对方沟通时，也要注意人际距离的选择，关系亲近，可以是亲密距离。如果与老年人不是很熟悉，特别是异性之间，要保持一定的距离。

（二）沟通交流的程序

（1）产生意念，厘清思路和想法。

（2）转化成表达方式，了解表达对象。

（3）传达，选择适当的时间和环境进行传达。

（4）接受，考虑对方的感受。

（5）领会，细心聆听及回应。

（6）接受，采取行动。

（7）行动并及时跟进效果。

（三）沟通交流的注意事项

（1）明确沟通的目的。

（2）选择最合适的时间、地点和方式沟通。

（3）尊重别人的意见和观点。

（4）考虑沟通对象的差异。

（5）充分利用反馈机制（回报、问清楚）。

（6）学会积极倾听。

（7）注意非言语信息。

（8）避免一味说教。

（9）保持积极健康的心态。

（10）讲话有重点。

（11）与信息接收者建立相互的信任与真诚。

（四）与老年人家属沟通交流的类型

1．日常的沟通交流

通过电话、微信等形式，把老年人身体状况、精神状态和日常参与活动等情况反馈给家属，让家人了解老年人在养老机构的生活情况。

2．特殊事件的沟通交流

当老年人健康状况出现变化时，需要及时与家人联系，如实反映老年人的身体状况，并就后续如何处理达成一致，充分尊重家属的知情权和决策权，防止在老年人疾病治疗上出现分歧和责任推诿。

3．加强双方合作做好老年人护理的沟通

需要家属配合养老机构工作时，需要和家属联系。例如，当老年人思念儿女时，可与其家属联系，表达老年人的心愿，请家属看望老年人，缓解老年人的思念之情。还可以让家属知道如何配合养老院做好老年人的护理和心理抚慰工作，并积极邀请家属参与养老院的各项活动，创造家属和老年人共同生活的机会。

二、与团队成员的沟通

（一）与上级的沟通交流

1. 按照交接班制度和管理制度汇报工作

养老机构通常会在交接班时汇报，分成口头汇报和书写记录两种。养老护理员应严格按照规定书写好照护记录，并做好口头汇报。不要在汇报和书写记录上有疏漏，否则将承担由此带来的责任。

2. 按照职权划分汇报

要按照上级的不同职权划分汇报工作，切忌多头汇报、越级汇报。另外，需要决策的工作要及时请示上级，不能擅自决策。

3. 出现例外事件或紧急事件及时向上级汇报

老年人可能出现紧急和例外情况，例如摔倒、生病、病情恶化、情绪变得消极等情况要第一时间向上级汇报，或者老年人家属提出一些额外要求，需要向上级汇报。

4. 事情进展情况汇报

对于工作持续时间长、变化大，需要向领导及时汇报工作的进展情况，并请示下一阶段的工作。

5. 事情总结汇报

工作结束后，要及时向上级汇报工作开展情况、工作效果、老年人和家属评价和反馈等信息。领导需要评估工作开展情况并决定员工奖惩。

（二）与平级的沟通交流

养老护理员平级的沟通对象是其他养老护理员、社会工作者、康复师、医生、护士等。应本着平等沟通、分工协作、共同服务的原则与其他工作人员沟通。沟通时，就自己所知晓的情况要如实详细表述，客观描述老年人的生理指标、身体功能、睡眠、进食、服药、情绪和与人交往等情况，尽量不加个人揣测和评价，以让其他人员对老年人有客观的了解和评估。本着共同为老年人提供合格服务的理念，促进工作协调开展。

（三）与团队成员的沟通交流

1. 沟通准备

在与团队成员沟通时，要明确沟通的目的，具体需要对方怎么做，达成什么样

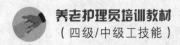

的效果，事先应做好准备。

2. 预约沟通

跟同事确认是否有时间，若时间不允许，约定好一个时间。

3. 充分交流

与团队成员交流时，介绍自己需要沟通的问题、想要达成的效果，需要同事做些什么，了解同事对此的看法，征求对方的意见。沟通时需要平等友好交流，尊重同事，多征求同事的意见；不要用命令的口气，这样会引起同事的反感，影响沟通效果。

4. 结束谈话

达成一致后，在结束谈话前，需要再次确认双方商量好的意见，以免出错，并对同事表示感谢。

与同事之间就工作职责分配清楚，出现分配不清时，要及时保持沟通交流，确保工作能顺利完成。

第二节　精神慰藉

学习要点

1. 老年人情绪和行为变化的特点
2. 老年人情绪和行为变化的原因

一、观察老年人的情绪和行为变化

（一）老年人情绪变化特点

老年人比较容易产生消极的情绪体验。老年人由于体能和抵抗力下降，容易患上各种疾病，并且很多都是慢性病，这会给老年人带来长期的心理压力和躯体不适。老年人没有了职业角色导致收入减少，人际关系变少，在家庭中增加了对子女的依赖，有的还会遭遇丧偶的痛苦和悲伤，这些不断出现的遭遇会给老年人带来打击，带来长期负面的情绪体验。通常最容易出现的是无用感、孤独感、失落感，在养老院的老年人会有被抛弃感。这些情绪情感不利于老年人的身心健康。

（二）老年人常见的消极情绪

1. 孤独

老年人退休后脱离社会，社交圈变小了，能接触的人变少了，如果再加上老年人身体不好，出门不便，或者入住养老机构，老年人能接触的人就变得更少了。在养老机构的老年人远离子女和亲属，孤独感更甚。空巢老年人、独居老年人、丧偶老年人也是孤独情绪的易感人群。

2. 抑郁

老年人由于身体疾病，特别是慢性无法治愈的严重疾病如心脏病、糖尿病的并发症、中风、脑梗等疾病，要长期服药，并限制了老年人的饮食和活动范围，让老年人感到身体越来越糟，没有变好的可能，感到死亡越来越近，会对自己的未来感到恐惧，容易产生抑郁。再加上朋友圈变小、社交范围变窄、兴趣活动有限，平日里无事可做，兴趣索然，体验不到生活的乐趣，也会产生抑郁。抑郁表现为对生活沮丧、失望、缺乏愉快感，对人、活动不感兴趣、情感脆弱、容易哭泣、对未来悲观，有的老年人会有结束生命的想法。

3. 焦虑

焦虑表现为总担忧有不好的事情发生，情绪处在高度紧张的状态。担忧的事情有很多，内容不确定，通常经历什么就担忧什么，总觉得哪都不顺心，哪都有危险。例如有些老年人身体一有不舒服，就会焦虑自己会不会患上严重的疾病，因此高度担忧、焦虑，总往不好的方面想。

4. 敏感

有些老年人觉得自己老了、没用了，担心子女嫌弃自己，对子女的言行很敏感。当子女对其没有耐心或关心不及时会生气，指责子女不关心自己，怀疑子女不想赡养自己，从而引起家庭矛盾。

5. 恐惧

随着年龄越来越大，身体越来越差，老年人会觉得自己离死亡越来越近，从而产生对死亡的恐惧心理。很多事情都能联想到死亡，摔了一跤、病情加重或感冒类的常见疾病，也会联想到死亡，担心不已。不能听到别人说"死"字，不能提有关死亡的东西，害怕听到自己亲戚朋友死亡的信息，一听到这样的信息，就感到自己离死亡更近了。

6. 失落

老年人阶段是丧失最多的阶段。工作丧失、社会地位丧失、身体健康状况变差、

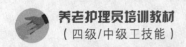

社交圈变窄、在家庭中已不是主导地位，要听从子女的，这些丧失使老年人产生了强烈的失落感，感到自己不如以前、不如别人。

（三）老年人行为变化特点

不同的老年人表现出来不同的行为变化特点，可以分为五种类型：成熟型、安乐型、防御型、愤慨型、自责型。

1. 成熟型

成熟型的老年人承认并接受老化和退休的现实，采取积极对待的态度，积极适应各种社会关系和社会地位；关心未来，但不会忧虑未来的挫折和烦恼。

2. 安乐型

安乐型的老年人在物质和精神上期待并安于他人的援助，满足于现状，逍遥自在、自得其乐，但对人对事关心较少，社会圈子变小。

3. 防御型

防御型的老年人对老化的改变采用强有力的防卫态度，自尊心过重，经常通过繁忙的生活和工作来淡化内心的烦恼和不安。

4. 愤慨型

愤慨型的老年人不愿意接受自己的老化，会因为自己未达成的人生目标而怨恨，并将原因归咎于他人和社会，因此产生偏见和攻击性，对事物缺乏兴趣，自我封闭。

5. 自责型

自责型的老年人不愿意接受自己的老化，但对过去的失败或不幸归咎于自己的无能或命运，离群索居，厌世思想严重，对生活丧失希望。

（四）老年人常见的消极行为

老年人常见的消极行为有悲观厌世，不愿参加有利于健康的积极活动，消极退缩，不愿交友。生活得过且过，过一天是一天，不愿充实自己的生活。

二、识别老年人情绪和行为变化的原因

（一）老年人情绪变化的原因

1. 身体机能的衰退

老年人随着年龄的增长带来的身体机能的衰退和急性疾病的发生，是引起其情绪变化的主要原因之一。慢性疾病通常无法治愈，还会引发其他疾病，因此，慢性疾病就像一个不定时爆炸的炸弹一样跟着老年人，不知道什么时候引爆，引起其他

疾病、并发症。这些都让老年人容易产生对死亡的恐惧和无力感,失去对未来生活的希望等负面情绪。

2. 收入变化

如果老年人的收入能够应对当前的生活包括可能的疾病,老年人的生活压力较小,产生的负面情绪就较少。如果老年人收入较低,存款不多,应对可能的疾病捉襟见肘,老年人的经济压力较大,就会带来负面情绪。现实生活中,有些年龄大的老年人仍在工作,但有经济压力的老年人并不少见。

3. 家庭状况

老年人的配偶健在,夫妻关系和谐,与子女、孙子女关系融洽,老年人的积极情绪就会多于消极情绪。如果与配偶关系不睦,甚至配偶去世,与子女、孙子女关系疏远,甚至时有矛盾冲突,老年人的悲观、孤独情绪就会较多。

4. 职业角色的退出

老年人退出职业领域,赋闲在家,会使老年人容易产生失落感。如果老年人能很好地规划自己的退休生活,利用闲暇时间做些感兴趣、有意义、年轻时想做没做的事情,这将有助于老年人适应角色的变化,同样也能找到生活的乐趣。

(二) 老年人行为变化的原因

消极行为的原因可能是自己对生活感到无力,认为自己无法改变现状,对未来变好也不抱希望,因此悲观厌世;另外,缺乏社会支持。这样的老年人通常身边亲人朋友很少,少与他人往来,导致老年人越来越退缩,行为发生变化。

参 考 文 献

［1］人力资源社会保障部，民政部．养老护理员国家职业技能标准（2019 版）．［EB/OL］（2019-10-17）［2022-03-15］．http：//www. mca. gov. cn/article/xw/tzgg/201910/20191000020446. shtml.

［2］张平，王菊子，侯永超，吴春梅，周茜，李亚楠，李东枝．胃/空肠造瘘术后肠内营养患者及照顾者真实体验质性研究的 Meta 整合［J］．中国实用护理杂志，2020，36（17）：1353-1360.

［3］吴紫祥，王琪，詹天玮，方帅，董灵君，吴明．《中国恶性肿瘤营养治疗通路专家共识（2018）》解读：外科空肠造瘘［J］．肿瘤代谢与营养电子杂志，2020，7（2）：151-154.

［4］吴静涵，董恺奕，郭立哲，王锷．老年人群睡眠障碍与心血管健康关系的研究进展［J］．中南医学科学杂志，2022，50（1）：137-140.

［5］YK. Sleep disorders in the elderly［J］．Clin Geriatr Med，2018，34（2）：205-216.

［6］赵金凤，姚雪华，诸葛秋月．红外线额温测量仪在提高老年科患者体温测量正确性的效果研究［J］．当代护士（上旬刊），2016（10）：128-130.

［7］于平．上肢血压测量法及注意事项［J］．中国老年，2019（11）：49.

［8］许成美，钱燕琴，雷良文．2017 年上海市某社区老年人健康体检结果分析［J］．上海医药，2020，41（2）：59-62.

［9］王小凤．老年科住院患者疾病种类、口服药情况及不良反应分析［J］．中医药管理杂志，2019，27（18）：37-38.

［10］俞匀，唐伟，娄青林．老年 2 型糖尿病病人的临床特点［J］．实用老年医学，2022，36（4）：369-373.

［11］中国康复医学会老年康复专业委员会专家共识组．预防老年人跌倒康复综合干预专家共识［J］．老年医学与保健，2017，23（5）：349-352.

［12］王蕾，王颖，杨伟梅，等．住院患者跌倒后规范化管理的最佳证据总结［J］．护士进修杂志，2021，36（6）：505-510.

[13] 民政部. 养老机构服务安全基本规范 GB 38600—2019 [S]. 北京：中国标准出版社，2020.

[14] 蒋琪霞. 压疮护理学 [M]. 北京：人民卫生出版社，2015：20.

[15] 孙红，尚少梅. 老年长期照护规范与指导 [M]. 北京：人民卫生出版社，2018：135.

[16] 张雪儿，郭梦岩，夏小倩，等. 居家痴呆老年人走失前后行为特征及情境因素的质性研究 [J]. 中华护理杂志，2021，56（7）：1044-1048.

[17] 顾红，曾新妹，俞蓓红. 护理干预对老年期痴呆患者吞咽障碍的影响 [J]. 中华护理杂志，2011，46（9）：873-874.

[18] 黄兆晶，张雪梅. 老年痴呆患者走失防范干预的效果观察 [J]. 护理学报，2016，23（18）：62-64.

[19] 赵丽蓉，桯云，夏文兰，等. 高龄老人误吸发生情况及相关因素分析 [J]. 老年医学与保健，2009，15（6）：373-376.

[20] 唐莉. 老年住院患者误吸窒息的原因分析及预防措施 [J]. 东方药膳，2021，（4）：222.

[21] 孙超，王贞慧，王霞，等. 持续性鼻饲喂养对重症患者吸入性肺炎及相关症状影响的 Meta 分析 [J]. 中华现代护理杂志，2020，26（13）：1698-1703.

[22] 任羽雯，顾娇娇. 体位干预对管饲饮食患者并发反流与误吸干预效果的 Meta 分析 [J]. 护理实践与研究，2022，19（18）：2816-2822.

[23] 杨燕飞. 上海市某医院老年急性中毒的原因分析 [J]. 中国临床医学，2013，20（2）：223-224.

[24] 山西省民政标准技术委员会. 居家养老陪同就医服务规范（DB 14/T 2152—2020）[S].

[25] 安徽省民政厅. 养老机构陪同老年人就医服务规划（DB 34/T 3523—2019）[S].

[26] 中华人民共和国国家卫生健康委员会办公厅，中华人民共和国国家中医药管理局办公室. 新型冠状病毒肺炎诊疗方案（试行第九版）[J]. 中国医药，2022，17（4）：481-487.

[27] 陈积. 老年人急性感染性腹泻的临床特点 [J]. 井冈山医专学报，2001，8（3）：14-15.

[28] 唐金体. 疥疮的临床治疗与预防措施 [J]. 健康必读（中旬刊），2012，

11（6）：249.

［29］欧树玉，许璧瑜，黎玉莹．疥疮病人的护理体会［J］．全科护理，2009，7（30）：2759-2760.

［30］刘晓红，陈彪．老年医学［M］．北京：人民卫生出版社，2020：195.

［31］林勇，沈建根．老年期认知障碍临床案例荟萃与分析［M］．合肥：安徽科学技术出版社，2018：2-3.

［32］郭起浩，周爱红．2018中国痴呆与认知障碍诊治指南（三）：痴呆的认知和功能评估［J］．中华医学杂志，2018，98（15）：1125-1129.

［33］中国痴呆与认知障碍诊治指南写作组，中国医师协会神经内科医师分会认知障碍疾病专业委员会．2018中国痴呆与认知障碍诊治指南（七）：阿尔茨海默病的危险因素及其干预［J］．中华医学杂志，2018，98（19）：1461-1466.

［34］王轶，李立玉，武杰，等．痴呆老年人友好化环境设置最佳证据总结［J］．护理学杂志，2020，35（3）：19-22.

［35］马善新，宋鲁平．阿尔茨海默病康复管理中国专家共识要点解读［J］．中国医刊，2020，55（8）：833-840.

［36］杨青，贾杰．阿尔茨海默病相关指南及专家共识解读——全周期康复新视角［J］．中国医刊，2021，56（1）：22-27.

［37］杨绍唐，周婷，赵晶．献给失智者的花园——阿尔茨海默病患者康复空间环境景观设计研究［J］．建筑工程技术与设计，2016（32）：1325.

［38］中国老年医学学会认知障碍分会，认知障碍患者照料及管理专家共识撰写组．中国认知障碍患者照料及管理专家共识［J］．中华老年医学杂志，2016（10）：1051-1059.

［39］刘军．养老机构卫生消毒的意义及其特殊要求［J］．中国消毒学杂志，2020，37（2）：141-144.

［40］杨晶，陈双琴，秦志伟，等．中国老年安宁疗护的研究进展［J］．中国老年学杂志，2020，40（11）：2458-2463.

［41］北京市民政局，北京市养老服务职业技能培训学校．养老护理员中级技能：视频操作版［M］．北京：华龄出版社，2018.

［42］北京市民政局，北京市养老服务职业技能培训学校．养老护理员高级技能：视频操作版［M］．北京：华龄出版社，2018.

［43］刘世晴，丁亚萍．实用老年照护"三基"——护士篇［M］．南京：东南

大学出版社，2020.

［44］孙秀萍．养老护理员 基础知识、初级技能［M］．北京：华龄出版社，2011.

［45］邸淑珍．临终关怀护理学［M］．北京：中国中医药出版社，2017.

［46］施永兴．安宁护理与缓和医学［J］．上海：上海科学普及出版社，2002.

［47］李明艳．失智症患者非药物疗法的研究进展［J］．现代临床护理，2016，15（6）：75-78.

［48］李孝红，张晓兰，汪永坚，等．艾灸治疗压力性尿失禁的临床应用规律分析［J］．护理研究，2023，37（16）：2971-2976.

第二部分　操作技能

第一章　生活照护

第一节　清洁照护

1. 能为老年人进行口腔清洁
2. 能为老年人进行身体清洁，并处理特殊情况

清洁卫生是老年人基本的生理需求之一，是保持老年人身体舒适、安全、健康及尊严的必要工作。养老护理员要评估老年人的卫生状况，根据老年人的自理能力、卫生需求及个人习惯协助老年人进行清洁照护。

清洁照护记录内容包含老年人的基本信息如姓名、床号、房间号等、照护实施前评估情况、照护内容及时间、照护效果评价、老年人的感受、养老护理员签名等。

一、为老年人进行口腔清洁

技能操作一

用棉棒法为老年人清洁口腔

【案例】王某，女，80岁，301室2床。卧床数年，上肢无力，需养老护理员协助用棉棒法清洁口腔。

1. 操作流程

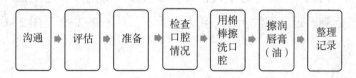

沟通 ➡ 评估 ➡ 准备 ➡ 检查口腔情况 ➡ 用棉棒擦洗口腔 ➡ 擦润唇膏（油）➡ 整理记录

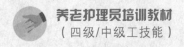
步骤1：沟通。

核对床号、姓名。向老年人解释用棉棒法清洁口腔的目的及注意事项，征得老年人同意。

步骤2：评估。

评估老年人身体状况、疾病情况、意识状态，是否适宜操作。

步骤3：准备。

（1）环境准备：室内环境清洁、明亮。

（2）养老护理员准备：着装整洁，洗手。

（3）老年人准备：老年人平卧于床上。

（4）用物准备：漱口杯1个、漱口液、大棉棒1包、毛巾1条、弯盘2个、手电筒1个、医疗垃圾桶1个，必要时备润唇膏1支。见图2-1-1。

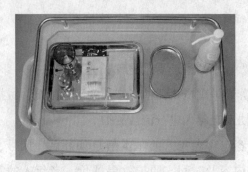

图2-1-1　用物准备

步骤4：检查口腔情况。

用手电筒检查口腔黏膜完整性、义齿、有无感染，检查口腔是否有异味等。

步骤5：用棉棒擦洗口腔。

（1）摆放体位：协助老年人取侧卧位或平卧位，头偏向一侧（面向养老护理员）。毛巾铺于老年人口角及胸前，弯盘置于口角旁。

（2）用棉棒湿润口唇。

（3）擦洗口腔：将棉棒用漱口液浸湿，一根棉棒擦洗口腔一个部位。

（4）擦洗顺序：湿润口唇；嘱咐老年人牙齿咬合，擦洗对侧牙齿外侧面（由内而外纵向擦洗至门齿）；嘱咐老年人张口，依次擦洗对侧牙齿内侧面、咬合面和颊部；同法擦洗近侧。最后擦洗上颌、舌面、舌下。见图2-1-2至图2-1-9。

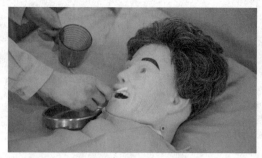

图 2-1-2　擦洗口唇

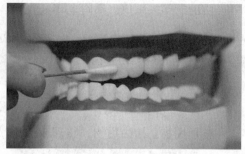

图 2-1-3　擦洗牙齿外侧面

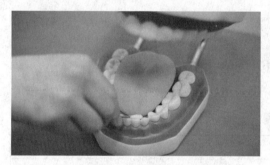

图 2-1-4　擦洗牙齿内侧面

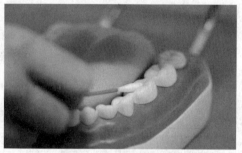

图 2-1-5　擦洗牙齿咬合面

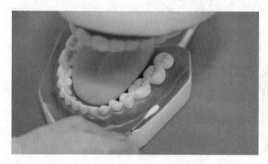

图 2-1-6　擦洗颊黏膜

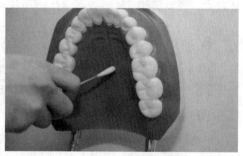

图 2-1-7　擦洗上颌

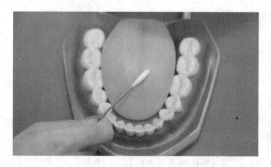

图 2-1-8　擦洗舌面

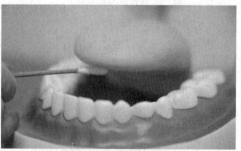

图 2-1-9　擦洗舌下

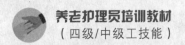

协助老年人漱口，嘱咐老年人张口，检查是否擦洗干净。用毛巾擦净老年人口角水痕。

步骤6：擦润唇膏（油）。

为老年人涂擦润唇膏（油）。

步骤7：整理记录。

整理用物：撤去用物，整理床单位。

洗手、记录。

记录内容：老年人基本信息、口腔健康情况和口腔清洁感受、口腔清洁时间、签名等。

照护记录单

房间号/床：301 室/2 床　姓名：王某　性别：女　年龄：80 岁

日期	时间	照护内容	签名
2022 年 2 月 2 日	7：00	为老年人用棉棒擦洗口腔。口腔无异味、无牙龈出血和肿胀，老年人自觉舒适度增加	郑某

2. 照护风险防控

（1）擦洗时棉棒蘸水不应过多，以免擦洗时漱口水吸入老年人气管引起呛咳。

（2）一个棉棒只可使用一次，不可反复蘸取漱口水使用，以避免感染。

（3）擦洗上颌及舌面时，位置不可以太靠近咽部，以免引起恶心、不适。

技能操作二

用棉球为老年人清洁口腔

【案例】王某，女，80 岁，301 室 2 床。卧床数年，上肢无力，今日发热，需要养老护理员用棉球清洁口腔。

1. 操作流程

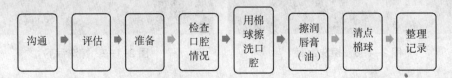

沟通 → 评估 → 准备 → 检查口腔情况 → 用棉球擦洗口腔 → 擦润唇膏（油）→ 清点棉球 → 整理记录

步骤 1：沟通。

核对床号、姓名。向老年人解释用棉球法清洁口腔的目的及注意事项，征得老年人同意。

步骤 2：评估。

评估老年人身体状况、疾病情况、意识状态，是否适宜操作。

步骤 3：准备。

（1）环境准备：室内环境清洁、明亮。

（2）养老护理员准备：着装整洁，洗手。

（3）老年人准备：老年人平卧于床上。

（4）用物准备：一次性口腔护理包（含镊子、止血钳、棉球等），压舌板 1 根、漱口杯 1 个（内盛温水）、漱口液、毛巾 1 条、手电筒 1 个、弯盘，必要时备润唇膏（油）。清点棉球数量。见图 2-1-10。

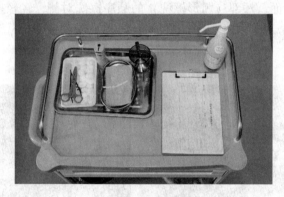

图 2-1-10　用物准备

步骤 4：检查口腔情况。

（1）协助老年人取侧卧位或平卧位，头偏向一侧（面向养老护理员）。毛巾铺于胸前，取弯盘置于老年人口角边。

（2）养老护理员左手持镊子，右手持止血钳。左手用镊子夹取干净棉球，在弯盘上方挤至棉球不滴水为宜。

（3）用棉球蘸清水湿润口唇。观察口腔内有无牙龈出血、感染等情况。见图 2-1-11、图 2-1-12。

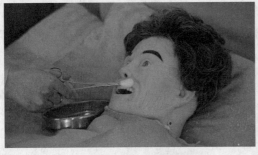

图 2-1-11　擦洗口唇

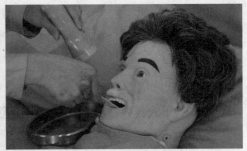

图 2-1-12　检查口腔

步骤 5：用棉球擦洗口腔。

（1）右手持止血钳夹紧棉球进行擦洗。

（2）擦洗顺序：老年人咬合牙齿，压舌板撑开左侧颊部，擦洗牙齿外侧面（由内向外擦洗至门齿）；老年人张口，依次按照上内侧面、上咬合面（螺旋形擦洗）、下内侧面、下咬合面、颊部（弧形擦洗）的顺序擦洗对侧，轻轻按压牙龈，同法擦洗近侧，最后擦洗硬腭（Z 形擦洗）、舌面、舌下（U 形擦洗）。见图 2-1-13 至图 2-1-19。

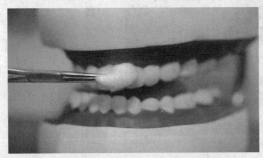

图 2-1-13　擦洗牙齿外侧面

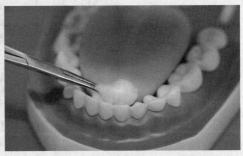

图 2-1-14　擦洗牙齿内侧面

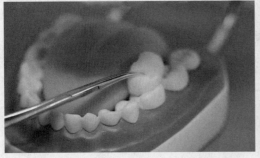

图 2-1-15　擦洗牙齿咬合面

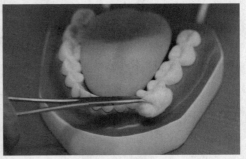

图 2-1-16　擦洗颊黏膜

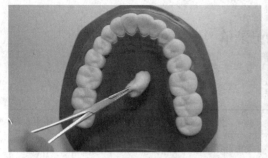

图 2-1-17 擦洗上颌

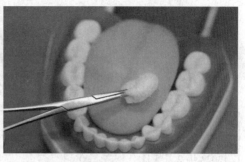

图 2-1-18 擦洗舌面

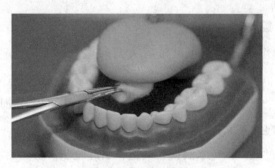

图 2-1-19 擦洗舌下

（3）协助老年人漱口，检查口腔是否擦洗干净。用纸巾擦净老年人口角水痕。

步骤 6：擦润唇膏（油）。

为老年人涂擦润唇膏（油）。

步骤 7：清点棉球。

清点棉球数量。

步骤 8：整理记录。

整理用物：撤去用物，整理床单位。

洗手、记录。

记录内容：老年人基本信息、口腔健康情况和口腔清洁感受、口腔清洁时间、签名等。

重点动作说明：

（1）昏迷、意识不清楚或失智症、情绪不稳定老年人禁止漱口。

（2）棉球太湿润，导致老年人口腔积聚过多液体，易造成误吸。

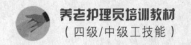

照护记录单

房间号/床：301 室/2 床　　姓名：王某　　性别：女　　年龄：80 岁

日期	时间	照护内容	签名
2022 年 2 月 5 日	7：00	为老年人用棉球擦洗口腔。口腔无异味、无牙龈出血和肿胀，老年人自觉舒适度增加	田某

2. 照护风险防控

（1）擦洗时动作要轻柔，止血钳弯头朝向擦洗面，防止碰伤老年人黏膜及牙龈。

（2）每次取一个棉球，一个棉球擦洗一个部位，不可反复使用。

（3）擦洗时止血钳夹紧棉球，避免棉球遗留在口腔内。

（4）棉球不可过湿，以免水滴误入气道，引起呛咳。

（5）擦洗上颌及舌面时，位置不可太靠近咽部，以免引起恶心、不适。

二、为特殊情况老年人进行身体清洁

技能操作三

为糖尿病足老年人洗脚

【案例】谢某，女，78 岁，303 室 2 床，糖尿病 10 年，有并发症糖尿病足病，左脚一脚趾局部有破损但无炎症。请养老护理员协助老年人洗脚。

1. 操作流程

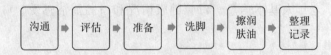

步骤 1：沟通。

核对床号、姓名。向老年人解释洗脚的目的及注意事项，征得老年人同意。

步骤 2：评估。

评估老年人身体状况、疾病情况，足部情况（皮肤破损部位、大小等）、清洁意愿及情绪，是否适宜操作。

步骤3：准备。

（1）环境准备：环境整洁，调节室内温度为24~26℃。地面放置防滑垫。

（2）老年人准备：协助老年人取坐位。

（3）养老护理员准备：穿着整齐，洗净双手。

（4）物品准备：洗脚盆盛有38~40℃的温水、洗脚毛巾、保鲜膜、胶布、香皂。

步骤4：洗脚。

（1）检查皮肤破损部位有没有渗液、红肿、炎症，用保鲜膜覆盖包扎的纱布表面。

（2）先洗健侧脚，再洗患侧脚。清洗过程中视情况涂擦香皂，帮助老年人揉搓脚的各个部位，保鲜膜包裹处尽量避开水。

（3）清洗结束后，打开保鲜膜检查包扎部位纱布是否干燥，一定要用干毛巾擦拭干脚的每个部位。

步骤5：擦润肤油。

为老年人的脚擦上润肤油，动作轻柔。

步骤6：整理记录。

撤去用物，清洗水盆、毛巾，晾干备用。

记录老年人基本信息、脚的皮肤情况、清洗时间、老年人感受及签名。

重点动作说明：

评估老年人的血糖，糖尿病服药情况，若用药依从性差会影响足部皮肤愈合。

照护记录单

房间号/床：303室/2床　　姓名：谢某　　性别：女　　年龄：78岁

日期	时间	照护内容	签名
2022年2月8日	19：00	为老年人清洗足部，足部皮肤较好，清洗过程中敷料保持干燥，老年人自觉舒适度增加	周某

2. 照护风险防控

（1）毛巾宜选用浅色柔软、吸水性强的毛巾，盆不宜选用足浴盆。

（2）随时更换温水，注意调整水温，不宜超过40℃。

（3）若泡脚，不宜超过15分钟，空腹、饭后不宜泡脚，最好在餐后1~3小时，

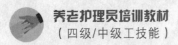

临睡前效果更佳。

（4）洗脚前应仔细检查足部，一旦发现足部肤色变暗、红肿、干裂、破溃等，须立即就医。

（5）需要修剪趾甲时，必须在泡脚后趾甲较软时方能修剪，趾甲要平剪，不能剪成圆形，以免伤及甲沟。

（6）糖尿病足感染时不宜洗脚。

为骨折老年人进行身体清洁

【案例】李某，82岁，202室1床。身体健康，可自行步行。在卫生间如厕时不小心跌倒，导致左上肢肘部骨折，医务人员对骨折部位进行悬吊固定。李爷爷感觉皮肤瘙痒，需要养老护理员进行身体清洁。

1. 操作流程

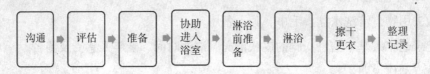

沟通 → 评估 → 准备 → 协助进入浴室 → 淋浴前准备 → 淋浴 → 擦干更衣 → 整理记录

步骤1：沟通。

核对床号、姓名。向老年人解释身体清洁的目的及注意事项，征得老年人同意。

步骤2：评估。

评估老年人身体状况、疾病情况，骨折情况、清洁意愿及情绪，是否适宜操作。

步骤3：准备。

（1）环境准备：环境整洁，调节浴室温度为24～26℃。关闭门窗，放好洗澡椅，地面放置防滑垫。

（2）老年人准备：协助老年人取坐位。

（3）养老护理员准备：洗净双手，养老护理员更换短袖上衣、短裤，洗净双手。

（4）物品准备：淋浴设施、毛巾1条、浴巾1条、浴液1瓶、洗发液1瓶、清洁衣裤1套、梳子1把、洗澡椅1把。必要时根据骨折部位选择适宜的防水护具。

步骤 4：协助进入浴室。

（1）协助老年人穿防滑拖鞋。

（2）搀扶至浴室，协助其坐在洗澡椅上。

步骤 5：淋浴前准备。

（1）协助老年人脱去衣裤，先脱健侧再脱患侧。

（2）取下悬吊三角巾，用保鲜膜包裹左臂绷带，请老年人用右手托住左臂。

步骤 6：淋浴。

调好水温，避开左手臂淋湿，按照常规方法进行淋浴。

步骤 7：擦干更衣。

养老护理员用毛巾迅速擦干老年人的面部及头发，用浴巾包裹老年人身体。

检查石膏或伤口敷料，检查左臂绷带有无淋湿，协助老年人穿上清洁衣裤（先穿患肢，再穿健肢），搀扶（或用轮椅运送）老年人回房休息。

步骤 8：整理记录。

撤去用物，清洗水盆、毛巾，晾干备用。

记录内容：老年人基本信息、清洗时间、老年人骨折部位情况、老年人感受及签名。

重点动作说明：

（1）浴室要放置防滑垫，预防老年人二次受伤。

（2）清洗过程动作轻柔，减轻老年人疼痛。

照护记录单

房间号/床：202 室/1 床　　姓名：李某　　性别：男　　年龄：82 岁

日期	时间	照护内容	签名
2022 年 2 月 10 日	19：00	为老年人清洗身体，骨折部位包扎处良好，清洗过程中敷料保持干燥，老年人自觉舒适度增加	赵某

2. 照护风险防控

（1）搀扶或者以其他方式转运至卫生间洗浴，地面做好防滑措施，协助老年人穿上防滑拖鞋，防止老年人再次跌倒。

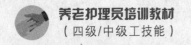

（2）协助老年人清洗动作轻柔，避免加重老年人骨折部位疼痛。

技能操作五

协助失智老年人身体清洁

【案例】王某，女，78岁，302室2床，诊断为失智症。进行性记忆力减退6年，能行走，蹒跚步态。不爱洗澡，身体有异味。协助洗澡时，有时抓着浴室门不进浴室。请协助王奶奶进行身体清洁。

1. 操作流程

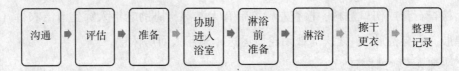

步骤1：沟通。

核对床号、姓名。向老年人解释身体清洁的目的及注意事项，征得老年人同意。

步骤2：评估。

评估老年人身体状况、疾病情况，洗澡意愿及情绪，是否适宜操作。

步骤3：准备。

（1）环境准备：环境整洁，调节浴室温度为24~26℃。关闭门窗，放好洗澡椅，地面放置防滑垫。

（2）老年人准备：与老年人沟通好洗澡意愿和时间。若老年人拒绝，不能强制其沐浴。

（3）养老护理员准备：同性别养老护理员更换短袖上衣、短裤，洗净双手。

（4）物品准备：淋浴设施、毛巾1条、浴巾1条、浴液1瓶、洗发液1瓶、清洁衣裤1套、梳子1把、洗澡椅1把。

步骤4：协助进入浴室。

根据老年人下肢功能，选择合适方式（搀扶、手拐、轮椅等）协助老年人进入浴室，穿防滑拖鞋。

步骤5：淋浴前准备。

（1）调节水温，先开冷水，再开热水，调节水温至40℃左右为宜（伸手触水，温热不烫手）。避免老年人因为环境不适而发生异常行为。

（2）叮嘱老年人双手握住洗澡椅扶手。

步骤6：淋浴。

（1）清洗部位和老年人沟通好再去清洗。

（2）尤其是清洗头发，避免刺激老年人眼睛、耳朵，以免引起老年人恐惧和不安。

（3）花洒尽量不要高过老年人头部。

（4）不能接受花洒清洗部位尽量改为擦洗。

步骤7：擦干更衣。

养老护理员用毛巾迅速擦干老年人面部及头发，用浴巾包裹老年人身体。

步骤8：整理记录。

开窗通风。擦干浴室地面，清洗毛巾、浴巾及老年人换下的衣物。

洗手，记录。

记录内容：老年人基本信息、洗澡配合度、有没有身体不适、清洗时间、皮肤情况、签名。

重点动作说明：

（1）当失智老年人不愿意洗澡的时候不可强迫，要给予充分的尊重和关心，避免在洗澡中出现意外。

（2）失智老年人可能出现注意力不集中的情况，养老护理员协助老年人进入浴室时提醒其注意安全，避免因注意力不集中出现跌倒。

（3）失智老年人身体部位比较敏感，会对淋浴流淌水过度敏感甚至恐惧，比如头部，怕洗头。要和老人商量好清洗部位和清洗方式。

照护记录单

房间号/床：302室/2床　姓名：王某　性别：女　年龄：78岁

日期	时间	照护内容	签名
2022年2月12日	18：00	老年人皮肤完整性较好、清洗过程配合度较好，无不舒适	刘某

2. 照护风险防控

（1）在老年人情绪稳定情况下协助老年人洗澡，才能够顺利进行。

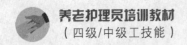

（2）老年人拒绝洗澡，不可强制进行，避免产生敌意。

技能操作六

协助Ⅰ期压疮老年人身体清洁方法

【案例】杨某，女，78岁，201室2床，长期卧床，骶尾部有Ⅰ期压疮，局部皮肤发红。请为杨奶奶身体进行清洁。

1. 操作流程

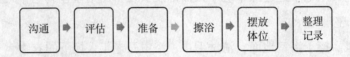

步骤1：沟通。

核对床号、姓名。对老年人解释身体清洁的目的及注意事项，征得老年人同意。

步骤2：评估。

评估老年人身体状况、疾病情况、意识状态、肢体活动度、皮肤情况及其他容易引起压疮的风险因素。

步骤3：准备。

（1）养老护理员准备：衣着整齐，洗净双手。

（2）老年人准备：老年人平卧于床上。

（3）环境准备：环境整洁，调节浴室温度为24~26℃，将水温调节至40℃左右（手伸进水中，温热不烫手）。关闭门窗，屏风遮挡。

（4）用物准备：脸盆3个（身体、臀部、足）、毛巾3条（身体、臀部、足）、方毛巾1条、浴巾1条、浴液1瓶、清洁衣裤1套、暖水瓶1个、污水桶1个、橡胶手套1副。必要时备屏风等。

步骤4：擦浴。

（1）擦洗面部、手臂、胸部、腹部、下肢、足部和会阴。

（2）擦拭背臀部，擦洗压疮及其周边皮肤，动作轻柔。随时清洗毛巾，直至清洁无异味。撤去橡胶单和浴巾，协助老年人更换清洁衣裤。

步骤5：摆放体位。

协助老年人侧卧位，用枕头、体位垫将老年人安置舒适体位，拉好床栏预防坠床。

步骤6：整理记录。

刷洗水盆，擦干地面水渍，清洗毛巾、浴巾及老年人换下的衣物。洗手，记录。记录内容：老年人基本信息、压疮部位及皮肤情况、配合度、清洗时间及签名。

重点动作说明：

（1）评估皮肤情况：压疮部位、颜色、感觉等。

（2）检查皮肤有无压红、水疱、破溃等现象，发现问题及时报告给医护人员，使早期的压疮尽早得到专业治疗护理。

（3）评估压疮其他风险因素包括营养不良、有无失禁。

（4）Ⅰ期压疮皮肤部位尽量不要用肥皂或沐浴液擦拭，用温水擦洗即可。

（5）如皮肤干燥者可以擦洗后在躯干及四肢涂抹润肤乳。

（6）给老人准备柔软的棉质被服，在更换后一定要保证床单、衣物平整，以免皱褶处压伤皮肤。

照护记录单

房间号/床：201 室/2 床　　姓名：杨某　　性别：女　　年龄：78 岁

日　期	时　间	照护内容	签名
2022 年 2 月 14 日	16：00	为老年人进行身体清洁，采用床上擦浴方法。骶尾部有Ⅰ期压疮，擦洗过程注意保护，动作轻柔，其他皮肤完整性较好	徐某

2. 照护风险防控

（1）不同部位更换盆和毛巾擦洗，预防感染。

（2）有Ⅰ期压疮部位擦洗动作轻柔，尽量不要用沐浴液或者肥皂擦洗刺激皮肤，注意保护皮肤完整性。

（3）拉好床栏预防老年人坠床。

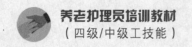

第二节　饮食照护

1. 能根据老年人疾病和特殊进食需求，选择进食类型和加工方式
2. 能为戴鼻饲管的老年人进食、进水

首先对老年人进行营养状况评估，结合疾病特点，制订有针对性的营养计划，根据计划给予相应饮食照护，可以帮助老年人摄入足量合理营养素，满足老年人营养需求。

照护记录内容：老年人的基本信息、饮食种类、进食过程中有无不适、进食方式、进食时间及养老护理员签名。

一、老年人特殊饮食处理方式

老年人有一些特殊疾病如高血压、冠心病、糖尿病、痛风等，需要医生和营养师确定老年人所需要的饮食种类。

技能操作一

能根据老年人疾病和特殊进食需求，
选择进食类型和加工方式

【案例】刘某，女，75 岁，201 室 1 床。高血压病 10 年，平常按照医嘱服用降压药，血压控制较平稳。偏胖、爱吃腌制偏咸食品。有牙齿缺失，吞咽功能良好，能自行活动。请协助刘奶奶进食午餐，选择合适饮食和加工方式。

1. 操作流程

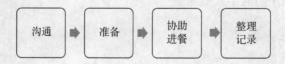

步骤 1：沟通。

（1）核对床号、姓名。

（2）与老年人沟通好进餐时间、进餐意愿。解释高血压患者需要低盐饮食，有助于管理好自身血压。

步骤 2：准备。

（1）环境准备：室内环境整洁、清新。

（2）养老护理员：洗净双手、着装整洁。

（3）老年人准备：了解老年人咀嚼和吞咽情况、血压、饮食喜好，告知午餐准备的食物。评估进餐方式和肢体功能，询问是否有进餐前服用药物。

（4）物品准备：餐具、食物、毛巾、漱口杯、污物杯。

步骤 3：协助进餐。

（1）备餐米饭软烂、蒜蓉西兰花（加工方式：西兰花焯水加蒜蓉清炒，少盐、少油。）、肉末蒸蛋（猪肉剁成肉末方便咀嚼、采用清蒸方式少油少盐）、青菜豆腐汤（青菜切碎煮烂便于进食）。

（2）协助老年人取坐位在房间或餐厅进餐，老年人肢体功能良好可自行进餐。嘱咐细嚼慢咽。（流程见初级：协助老年人进餐操作）

步骤 4：整理记录。

（1）协助老年人进餐后漱口，擦拭嘴角。保持进餐体位 30 分钟再卧床休息。

（2）整理用物、洗手、做记录。

记录内容：老年人基本信息、进食情况、进食种类、进食时间及养老护理员签名。

重点动作说明：

（1）讲解低盐饮食与高血压的关系，增加老年人防病知识，有助于提高老年人认知水平，做好血压管理。

（2）评估老年人疾病情况、饮食喜好、咀嚼和吞咽情况，共同确定午餐食谱。

（3）评估老年人自理能力，根据条件提供适老化餐具，鼓励老年人自行进餐。

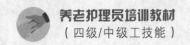

照护记录单

房间号/床：201 室/1 床　姓名：刘某　性别：女　年龄：75 岁

日期	时间	照护内容	签名
2022 年 2 月 15 日	12：00	老年人进食蒜蓉西兰花、肉末鸡蛋、青菜豆腐汤，坐位自行进餐。进食过程中能将食物嚼碎，顺利吞咽，无出现噎食和误吸	郭某

2. 照护风险防控

（1）准备软烂食物，易于咀嚼，预防噎食。

（2）进餐前测试食物温度，预防烫伤。

（3）进餐后不能立即平卧，防止食物反流。

二、照护戴鼻饲管的老年人进食、进水

技能操作二

通过胃管进餐的照护

【案例】刘某，女，75 岁，101 室 1 床。有吞咽困难，戴鼻饲管。请协助其进食，鼻饲液为青菜汤。

1. 操作流程

沟通 → 评估 → 准备 → 摆放体位 → 检查胃管 → 鼻饲 → 整理记录

步骤 1：沟通。

（1）核对床号、姓名、告知鼻饲液的种类和用量。

（2）向老年人告知准备进食，询问有无特殊需求（如排尿、排便）。

（3）做好解释，取得配合。

步骤 2：评估。

评估胃管插入的长度，有无脱落，如有胃管滑脱应立即通知医护人员处理。

步骤 3：准备。

（1）环境准备：干净整洁，空气清新无异味。温湿度适宜。

（2）养老护理员准备：衣着整齐，洗净双手。

（3）老年人准备：检查胃管固定周围的皮肤情况。确认口腔内无胃管盘旋与折叠。

（4）物品准备：餐碗（内盛鼻饲液，液温约38~40℃）、灌注器、弯盘、毛巾、无菌纱布块、胶布、100ml温开水、测温计、免洗洗手液、笔及记录单，必要时带软枕。见图2-1-20。

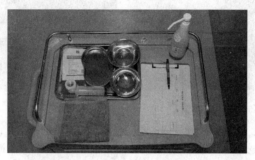

图2-1-20　用物准备

步骤4：摆放体位。

（1）协助老年人取半卧位或者坐位。

（2）在老年人的颌下垫毛巾，弯盘放在毛巾上。打开胃管末端包裹的纱布，胃管末端放在弯盘内。

步骤5：检查胃管。

采用抽吸见胃液法检查胃管是否在胃内。将灌注器的针头与胃管末端连接紧密，有胃内容物被抽出，表明胃管在胃内。推回胃内容物，断开连接，盖好胃管末端盖帽。

步骤6：鼻饲。

（1）用灌注器抽取少量温开水，将少量温开水滴在前臂内侧感受水温，温热以不烫手为宜。见图2-1-21。

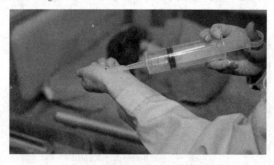

图2-1-21　测试水温

向胃管内注入少量温开水，询问有无不适。

（2）抽取鼻饲液，先将少量滴在前臂内侧感受鼻饲液，温热以不烫手为宜。以40分钟时间缓慢推注。推注后立即盖好胃管盖帽。见图2-1-22、图2-1-23。

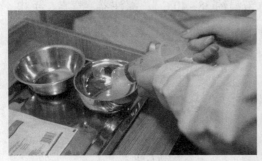
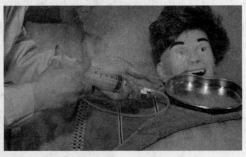

图2-1-22　抽取鼻饲液　　　　　　　图2-1-23　推注鼻饲液

（3）鼻饲液推注完后，抽取30~50ml温开水缓慢推注，冲净胃管内壁食物残渣。盖好胃管末端盖帽。用新的纱布包裹胃管末端，固定在老年人衣领反面或头部上方枕头上。

（4）进食后保持体位30分钟，以防食物反流引发误吸。30分钟后协助恢复舒适体位。

步骤7：整理记录。

（1）清洗、消毒灌注器和餐具备用。

（2）洗手，准确记录鼻饲时间和鼻饲的量、老年人的反应。

重点动作说明：

（1）注意观察老年人鼻饲管固定处皮肤的情况，若发现异常及时报告，妥善处理。

（2）每次鼻饲量不应超过200ml，两餐间隔不少于2小时。

（3）鼻饲老年人需要遵医嘱服用口服药物时，应在医护人员指导下研碎并溶解再从胃管推注，防止胃管堵塞。

（4）鼻饲前注入少量温开水可润滑管腔，刺激胃液分泌。

照护记录单

房间号/床：101 室/1 床　姓名：刘某　性别：女　年龄：75 岁

日期	时间	照护内容	签名
2022 年 2 月 16 日	12：00	协助老年人鼻饲管注入 150ml 青菜汤。未出现不舒适	林某

2. 照护风险防控

（1）对长期鼻饲的老年人，每日早晚清洁口腔各一次，保持口腔卫生，避免口腔、气管、消化道感染。

（2）对需要吸痰的老年人，鼻饲前、后 30 分钟之内禁止吸痰，避免引起反流和误吸。

（3）在鼻饲前，养老护理员应抽吸胃内容物，确定胃管在胃内。如果发现胃内容物呈深棕色或感觉异常，应立即报告，妥善处理。

（4）老年人鼻饲过程中，如果出现恶心、呕吐等情况，应立即停止鼻饲，并立即报告，妥善处理。

第三节　排泄照护

学习要点

1. 使用开塞露协助老年人排便

2. 为老年人人工取便

3. 为肠造瘘老年人更换肠瘘袋

4. 留置尿管老年人尿液情况观察及报告

排泄照护分为排便照护和排尿照护。老年人便秘严重单纯靠非药物措施不能改善的时候，可以通过开塞露协助老年人排便，严重者甚至可使用人工取便方法；有些老年人因为疾病粪便不能经肛门排出，在腹壁上做了造瘘口，需要对老年人进行

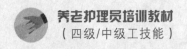

造瘘袋更换。

照护记录内容为老年人的基本信息、排泄物状态（形态、性状、颜色和量等）、排泄时间、排泄方式、伴随症状、养老护理员签名及照护时间等。

一、使用开塞露协助老年人排便

技能操作一

使用开塞露协助老年人排便的方法

【案例】张某，80岁，女，208室3床。便秘3年，排便费劲，平常使用开塞露促进排便。请协助老年人使用开塞露。

1. 操作流程

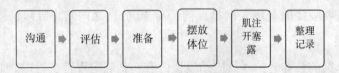

步骤1：沟通。

（1）核对床号、姓名。查看老年人一般情况。

（2）向老年人说明操作的目的，开塞露使用方法，告诉老年人操作过程中深呼吸可以缓解不适感，让老年人做好准备。

步骤2：评估。

询问最近排便情况（如排便次数、频率、粪便形态、是否费劲等）。

步骤3：准备。

（1）环境准备：整洁舒适，温湿度适宜。关闭门窗。

（2）养老护理员准备：服装整洁，洗净并温暖双手，戴口罩。

（3）物品准备：开塞露、卫生纸、一次性手套、一次性护理垫、笔、记录单。必要时备便盆、屏风。见图2-1-24。

（4）老年人准备：老年人平卧于床。

步骤4：摆放体位。

（1）协助老年人褪下裤子，呈左侧屈膝卧位。注意隐私保护。见图2-1-25。

（2）臀下垫一次性护理垫。

步骤5：肌注开塞露。

（1）养老护理员应戴手套，打开开塞露的盖帽，右手持开塞露球部，挤出少量

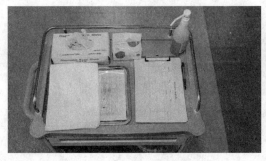

图 2-1-24　用物准备

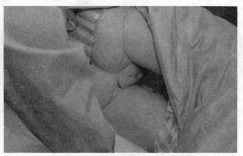

图 2-1-25　左侧卧位

药液润滑开塞露细管部位及肛门外周。见图 2-1-26、图 2-1-27。

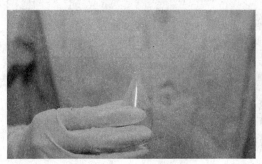

图 2-1-26　手持开塞露

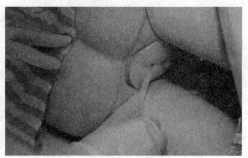

图 2-1-27　润滑肛周

（2）叮嘱老年人深呼吸放松，将开塞露细管部分沿直肠壁全部插入肛门内。将药液慢慢注入直肠内。见图 2-1-28。

（3）撤出开塞露，同时将左手卫生纸移至肛门口按压 5 分钟。见图 2-1-29。

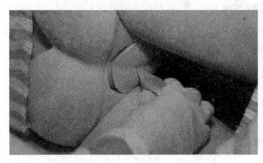

图 2-1-28　注入开塞露

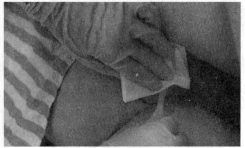

图 2-1-29　按压肛门

（4）叮嘱老年人保持体位 10 分钟后排便。观察老年人用药后反应。老年人主诉有便意时，指导其深呼吸，提肛。

（5）10 分钟后老年人若有便意，养老护理员协助老年人如厕或使用便盆排便。

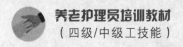

步骤6：整理记录。

（1）撤去一次性护理垫，整理床单位。

（2）开窗通风。

（3）洗手，记录为老年人使用开塞露的时间、用量及排便情况（量及次数）。

照护记录单

房间号/床：208室/3床　　姓名：张某　　性别：女　　年龄：80岁

日期	时间	照护内容	签名
2022年2月18日	10：00	协助老年人使用开塞露，无不适。15分钟后，老年人顺利排泄	郑某

2. 照护风险防控

（1）长期使用易产生药物依赖性，开塞露疗效变差，应协同老年人建立良好生活方式来改善便秘症状，减少开塞露的使用。

（2）开塞露插入直肠时，动作一定要轻柔，以防造成老年人不舒适。

二、为老年人人工取便

技能操作二

人工取便的方法

【案例】樊某，90岁，女，303室2床。有顽固性便秘，经生活方式改善和使用通便药物，仍旧无法排泄。请养老护理员进行人工取便。

1. 操作流程

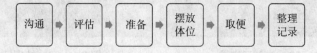
沟通 ➡ 评估 ➡ 准备 ➡ 摆放体位 ➡ 取便 ➡ 整理记录

步骤1：沟通。

（1）核对床号、姓名。

（2）向老年人说明操作的目的，取得配合。

步骤2：评估。

评估最近一次排便时间、便秘症状及老年人生活习惯、老年人基础疾病、肛周皮肤情况。

步骤3：准备。

（1）环境准备：安静整洁，温湿度适宜。关好门窗，做好老年人隐私保护。

（2）养老护理员准备：服装整洁，洗净并温暖双手，修剪指甲。戴口罩。

（3）物品准备：便盆、一次性无菌手套、润滑液（皂液或开塞露等），一次性护理垫、卫生纸、笔、记录单。必要时备水盆、温水、毛巾及屏风。见图2-1-30、图2-1-31。

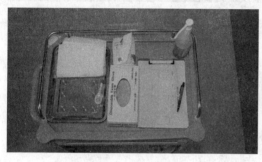 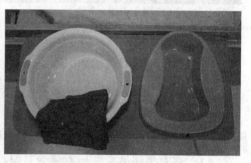

图2-1-30　用物准备1　　　　　　　　图2-1-31　用物准备2

（4）老年人准备：平卧在床。告知操作中可能有不适感。

步骤4：摆放体位。

（1）协助老年人脱下裤子至大腿部，呈左侧卧位。见图2-1-32。

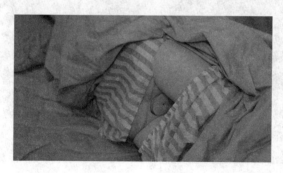

图2-1-32　左侧卧位

（2）暴露臀部，臀下垫一次性护理垫，便盆放在靠近臀部的护理垫上。

步骤5：取便。

（1）养老护理员戴好手套。

（2）嘱咐老年人深呼吸。

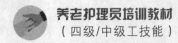
（3）润滑手指和肛周，手指滑入直肠掏取近肛门处粪便。观察老年人反应并询问感受，安慰老年人。见图2-1-33、图2-1-34。

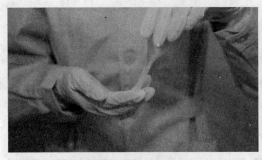
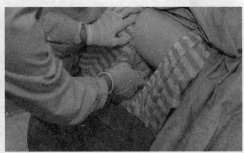

图2-1-33　润滑手指　　　　　　　　　图2-1-34　人工取便

（4）将可触及的粪块掏出放于便盆内。取卫生纸擦净肛门。

（5）用热毛巾湿敷肛门处。见图2-1-35。

步骤6：整理记录。

（1）协助老年人穿好裤子，取舒适体位，整理床单位。

（2）观察粪便情况。如有异常及时报告，妥善处理。

（3）倾倒并冲洗、消毒便盆，晾干备用。

（4）洗净双手，做好记录。开窗通风。记录老年人排便情况、人工取便有无不适、人工取便时间、养老护理员签名。

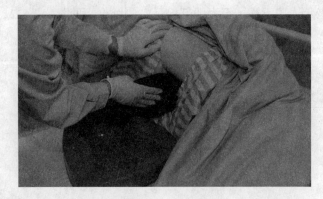

图2-1-35　热敷肛门

照护记录单

房间号/床：303 室/2 床　姓名：樊某　性别：女　年龄：90 岁

日期	时间	照护内容	签名
2022 年 2 月 20 日	10：00	协助老年人人工取便，掏出少量粪便，腹胀感减轻。清洁臀部，保持皮肤干燥和完整性	刘某

2. 照护风险防控

（1）操作中动作轻柔，安慰老年人，嘱咐深呼吸，避免损伤肠黏膜或引起肛门周围水肿。

（2）不能使用坚硬器械掏取粪便，以防误伤直肠黏膜。

（3）若发现老年人面色苍白、出冷汗、疲倦等反应，立即暂停，休息片刻后再操作。

三、为肠造瘘老年人更换造瘘袋

技能操作三

为老年人更换两件式造瘘袋

【案例】刘某，82 岁，502 室 1 床，女。患有直肠癌，手术后在腹壁上有造瘘，请为老年人定时更换造瘘袋。

1. 操作流程

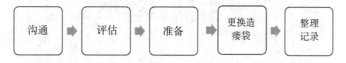

步骤 1：沟通。

（1）核对床号、姓名。

（2）向老年人说明操作的目的，以取得配合。

步骤 2：评估。

评估造瘘袋排泄物性质、造瘘口周边皮肤情况、老年人的感受。

步骤 3：准备。

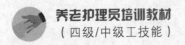

（1）环境准备：安静整洁，温湿度适宜，无异味。注意隐私保护。

（2）养老护理员准备：服装整洁，洗净并温暖双手，戴口罩。

（3）物品准备：两件式造瘘袋（在有效期内，包装完好无破损）、内盛38～40℃温水的水盆、毛巾、卫生纸、便盆、弯剪、造口粉、防漏膏、棉球、生理盐水、护理垫。见图2-1-36。

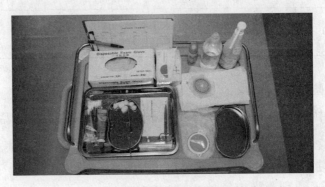

图2-1-36　用物准备

（4）老年人准备：查看并评估造瘘袋内粪便，若超过造瘘袋容量的1/3，应更换。询问老年人前一次进餐时间。

步骤4：更换造瘘袋。

（1）协助老年人暴露造瘘口部位，将护理垫垫于人工肛门处的身下。

（2）打开造瘘袋与底盘之间扣环，取下造瘘袋放于便盆内，见图2-1-37。

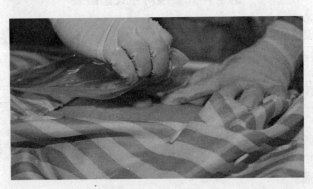

图2-1-37　揭开底盘

查看人工肛门周围的皮肤，用生理盐水或温水清洁造瘘口及造瘘口周围皮肤后擦干，观察造瘘口黏膜及周围皮肤情况。见图2-1-38。

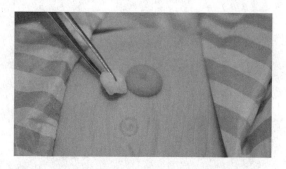

图 2-1-38　清洁造瘘口周边皮肤

（3）测量造瘘口直径。根据造瘘口大小形状裁剪造瘘口底板中心孔，一般比造瘘口黏膜边缘大 1~2mm。封造瘘袋底端。见图 2-1-39 至图 2-1-41。

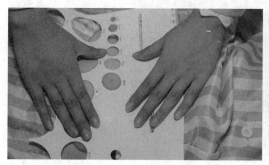

图 2-1-39　测量造口直径

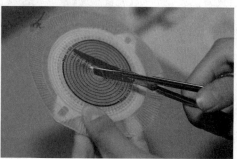

图 2-1-40　剪裁造瘘袋底盘

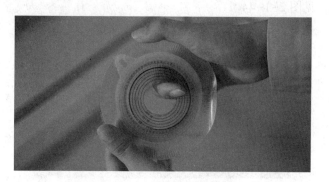

图 2-1-41　整理剪裁好底盘

（4）涂造口粉或皮肤保护膜。见图 2-1-42。

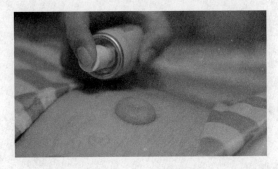

图 2-1-42　涂造口粉

（5）必要时使用防漏膏。见图 2-1-43。

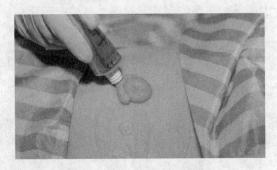

图 2-1-43　涂造瘘膏

（6）粘贴造瘘口底盘，轻压内侧周围，再由内向外侧加压，造瘘口底板能紧密粘贴在皮肤上。见图 2-1-44。

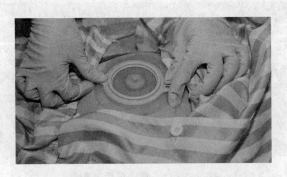

图 2-1-44　粘贴造瘘袋底盘

（7）取清洁造瘘袋卡入底盘扣环，用手向下牵拉造瘘袋，确认造瘘袋固定牢固。见图 2-1-45。

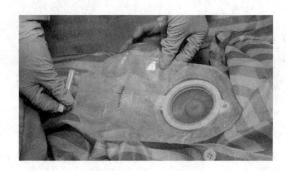

图 2-1-45　扣造瘘袋

步骤 5：整理记录。

（1）观察造瘘袋内排泄物，倾倒于马桶内，冲洗造瘘袋至清洁。

（2）清洗毛巾及水盆。毛巾悬挂晾干备用。

（3）粪便如有异常做好记录。记录排泄物性质、造瘘口及周围皮肤情况、更换时间、签名。

重点动作说明：

餐后 2~3 小时内不要更换造瘘袋，此时肠蠕动较活跃，更换时老年人有可能出现排便情况。

照护记录单

房间号/床：502 室/1 床　姓名：刘某　性别：女　年龄：82 岁

日　期	时间	照护内容	签名
2022 年 2 月 22 日	14：00	为老年人更换两件式造瘘袋，排泄物正常，造瘘口周围皮肤清洁，老年人无不适	徐某

2. 照护风险防控

（1）注意造瘘口周围皮肤保持清洁、干净，预防感染风险。

（2）操作过程中应注意保暖，防止受凉。

（3）注意观察老年人排便情况，如果发现有排便困难或造瘘口狭窄等情况，应及时报告，妥善处理。

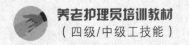

四、留置尿管老年人尿液情况观察及报告

技能操作四

留置尿管老年人尿液观察及报告

【案例】魏某，70岁，女，402室2床。有尿失禁，身体有留置导尿管。请养老护理员观察老年人的尿量及颜色，标记异常并及时报告。

1. 操作流程

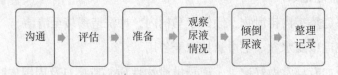

沟通 ➡ 评估 ➡ 准备 ➡ 观察尿液情况 ➡ 倾倒尿液 ➡ 整理记录

步骤1：沟通。

（1）核对床号、姓名。

（2）向老年人解释观察尿液目的，并取得配合。

步骤2：评估。

询问老年人感受，有无腹胀、排尿不适等情况，如尿频、尿急、尿痛等。

步骤3：准备。

（1）环境准备：环境整洁，温湿度适宜。注意隐私保护。

（2）养老护理员准备：服装整洁，洗净双手，戴手套。

（3）老年人准备：老年人平卧于床、盖好被子，支起床档，意识清楚。

（4）用物准备：便盆、一次性手套、记录单、笔。见图2-1-46。

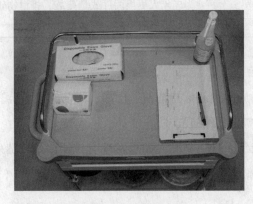

图2-1-46　用物准备

步骤4：观察尿液情况。

（1）戴好一次性手套，轻轻掀开盖被，暴露尿管和尿袋引流管接口。检查老年人尿道口有无分泌物。

（2）检查留置尿管有无被压、反折，打开尿管开关，查看是否通畅。

（3）养老护理员下蹲，待尿管内尿液停止流动，关闭开关，盖好盖被。

（4）轻轻提起尿袋，避免高于膀胱位置。视线与尿袋中尿液的液面平齐，读取液面同一水平刻度数值，即为尿量。见图2-1-47。

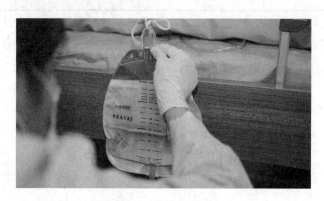

图2-1-47　观察尿液

（5）养老护理员将尿袋平对白色或无色背景，观察尿液颜色。

（6）养老护理员将尿袋放下，取便盆放在尿袋正下方，打开尿袋底部放尿开关，排尽尿液，关闭开关。再次查看尿液颜色，感受尿液气味是否正常。

步骤5：倾倒尿液。

（1）将便盆转移至卫生间倾倒尿液。

（2）刷洗便盆，浸泡消毒，晾干备用。

步骤6：整理记录。

（1）将手套放入医疗垃圾袋，洗净双手并擦干。

（2）记录尿液颜色、性状、尿量、尿袋更换时间，签名。

（3）发现异常及时上报，妥善处理。

重点动作说明：

观察老年人精神状态是否有异常情况。告知老年人准备检查尿管及尿液情况。

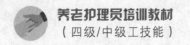
照护记录单

房间号/床：402 室/2 床　姓名：魏某　性别：女　年龄：70 岁

日期	时间	照护内容	签名
2022 年 2 月 24 日	10：00	记录尿量 200ml，尿液颜色淡黄。会阴部分皮肤清洁，无红肿	郭某

2. 照护风险防控

（1）物品摆放合理，操作规范，遵守无菌技术原则，预防感染。

（2）操作全过程尿袋始终低于老年人膀胱位置，避免尿液反流，预防感染。

第四节　睡眠照护

学习要点

1. 识别影响老年人睡眠的环境因素，并提出改善建议

2. 照护有睡眠障碍的老年人入睡

3. 指导老年人改变不良的睡眠习惯

一、评估老年人睡眠环境

技能操作一

识别影响老年人睡眠的环境因素并提出改善建议

【案例】张某，女，68 岁，305 室 1 床，一年前入住养老机构，今日查房，养老护理员发现张奶奶因失眠神态疲惫，情绪低落。请养老护理员识别影响老年人睡眠的环境因素，并提出改善建议。

1. 操作流程

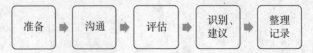

准备 ➡ 沟通 ➡ 评估 ➡ 识别、建议 ➡ 整理记录

步骤1：准备。

（1）养老护理员准备：着装整洁，洁净双手。

（2）老年人准备：老年人平卧或半卧于床上，或坐位，处于放松状态。

（3）环境准备：环境整洁，温、湿度适宜。

（4）用物准备：记录单、笔。见图2-1-48。

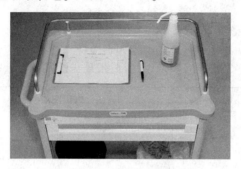

图2-1-48　用物准备

步骤2：沟通。

核对老年人信息，向老年人解释操作的目的及注意事项，征得老年人的同意。见图2-1-49。

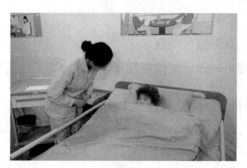

图2-1-49　沟通

步骤3：评估。

评估老年人的意识情况和配合程度。

步骤4：识别、建议。

（1）养老护理员认真观察老年人目前的居室环境。

（2）将目前的居室环境与老年人以往的居室环境进行比较分析。

（3）找出影响老年人睡眠的环境因素。

（4）询问老年人以往睡眠习惯，根据老年人以往睡眠习惯向老年人提出改进建

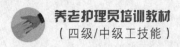

议，并协助老年人实现。

步骤 5：整理记录。

整理用物，放回原处。洁净双手，记录老年人的睡眠环境情况、改进措施以及老年人的感受和反应。

照护记录单

房间号/床：305 室/1 床　姓名：张某　性别：女　年龄：68 岁

日期	时间	照护内容	签名
2022 年 1 月 2 日	9：00	识别影响老年人睡眠的环境因素，并提出改善建议	周某某
2022 年 1 月 3 日	7：00	观察老年人睡眠情况已改善，老年人神情轻松愉悦	周某某

2. 照护风险防控

（1）评估时应尽可能使用开放性方式提问，使老年人能全面地表达心中的想法、情绪等。

（2）倾听应认真，观察应仔细。

（3）养老护理员提出的改进建议应符合老年人习惯并切实可行。

二、照护睡眠障碍老年人入睡

技能操作二

照护睡眠障碍老年人入睡

【案例】李某，男，73 岁，307 室 1 床，5 年前发生脑卒中，左侧肢体活动不灵，养老护理员在交接班时得知李爷爷昨晚入睡困难，现在是晚上 9 点，需要养老护理员照护李爷爷入睡。

1. 操作流程

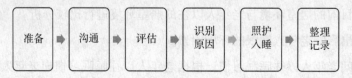

准备 → 沟通 → 评估 → 识别原因 → 照护入睡 → 整理记录

步骤1：准备。

（1）养老护理员准备：着装整洁，洁净双手。

（2）老年人准备：老年人坐在轮椅上。

（3）环境准备：环境整洁，温、湿度适宜。

（4）用物准备：记录单、笔、软枕若干。见图2-1-50。

步骤2：沟通。

核对老年人信息，向老年人解释操作的目的及注意事项，征得老年人的同意。

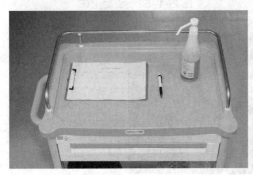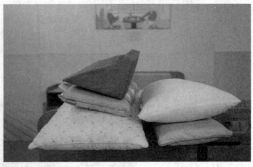

图2-1-50　用物准备

步骤3：评估。

评估老年人的意识状况和配合程度、肢体活动状况。

步骤4：识别原因。

询问老年人睡眠障碍的具体表现、睡眠习惯等。根据老年人的表现及主诉，结合病历资料，确定引起睡眠障碍的主观、客观原因，提出改进建议。

步骤5：照护入睡。

（1）养老护理员安慰老年人，询问是否需要排便，有无特殊需求。

（2）为老年人布置睡眠环境：关闭门窗，拉好窗帘；根据季节准备被褥，检查床褥软硬度，检查有无渣屑，协助老年人铺好被褥，调整舒适度，拍松枕头，根据老年人习惯准备高低适宜的枕头。展开盖被，呈"S"形折叠对侧。

（3）协助老年人上床，取舒适卧位。将轮椅推至床尾，与床边呈30~45°角，刹车、固定；协助老人从轮椅上站起；健侧转移到床上坐下，协助躺平，向床对侧移位至床中心，协助右侧卧，在老年人背后放楔形枕，使身体放松，颈肩部垫小软枕，将老年人健侧上肢自然放置，患侧上肢向前平伸，下垫长软枕，避免腕、手悬空；在老年人患侧下肢垫软枕，下肢摆放在一步远的位置，髋膝关节自然屈曲，避免足悬空；将老年人健侧下肢膝关节自然屈曲。见图2-1-51至图2-1-53。

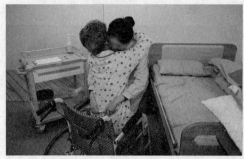

图 2-1-51　协助站起　　　　　　图 2-1-52　协助上床

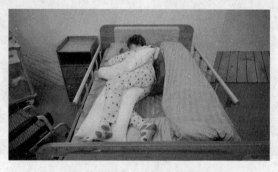

图 2-1-53　摆放卧位

（4）盖好盖被，支起床档，固定轮椅。

（5）开启地灯，关闭大灯，轻步退出房间，轻手关门，透过门上玻璃窗进行观察，待老年人安静睡眠，方可离开。

步骤 6：整理记录。

整理用物，放回原处。洁净双手，记录老年人的睡眠障碍表现、采取应对措施后的改善情况以及老年人的感受和反应。

照护记录单

房间号/床：307 室/1 床　　姓名：李某　　性别：男　　年龄：73 岁

日期	时间	照护内容	签名
2022 年 1 月 4 日	9：00	李爷爷昨晚入睡困难，照护李爷爷入睡，并提出改善建议	田某
2022 年 1 月 5 日	7：00	观察老年人睡眠情况已改善，老年人神情轻松愉悦	田某

2. 照护风险防控

（1）老年人睡前卧室要通风换气，避免因空气混浊影响睡眠。

（2）根据季节准备适宜的被褥，注意枕头软硬、高低适中。

（3）操作过程注意动作要轻柔、准确、安全。

三、指导老年人改变不良睡眠习惯

技能操作三

指导老年人改变不良睡眠习惯

【案例】王某，男，75岁，309室1床，患有高血压、陈旧性脑梗。养老护理员发现王爷爷白天无精打采，经询问得知王爷爷喜欢喝浓茶，看图书、杂志常常到凌晨，凌晨一两点才能睡着，早上五六点就醒来。请养老护理员指导王爷爷改变不良的睡眠习惯。

1. 操作流程

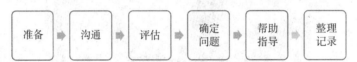

步骤1：准备。

（1）养老护理员准备：着装整洁，洁净双手。

（2）老年人准备：老年人取半卧位。

（3）环境准备：环境整洁，温、湿度适宜。

（4）用物准备：记录单、笔。见图2-1-54。

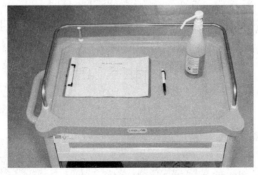

图2-1-54　用物准备

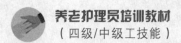

步骤 2：沟通。

核对老年人信息，向老年人解释操作的目的及注意事项，征得老年人的同意。

步骤 3：评估。

评估老年人的意识状况和配合程度。

步骤 4：确定问题。

询问老年人的睡眠习惯、个人喜好及活动情况等，确定其不良睡眠习惯的表现，并识别原因。

步骤 5：帮助指导。

（1）养老护理员与老年人确认存在不良睡眠习惯。

（2）向老年人讲解良好睡眠习惯对身体健康的意义，进行健康宣教，得到老年人的认同。

（3）与老年人共同讨论改变不良习惯的方法，老年人愿意按照达成的共识去实施。见图 2-1-55。

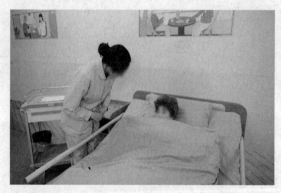

图 2-1-55　帮助指导

步骤 6：整理记录。

观察老年人的感受和反应。整理用物，放回原处。洁净双手，记录老年人的不良睡眠习惯及睡眠习惯的改变情况。

照护记录单

房间号/床：309 室/1 床　姓名：王某　性别：男　年龄：75 岁

日期	时间	照护内容	签名
2022 年 1 月 15 日	10：00	王爷爷晚睡早醒，睡眠时间不足，指导王爷爷改变不良的睡眠习惯	郑某
2022 年 1 月 16 日	7：00	观察老年人睡眠情况已改善，老年人神情轻松愉悦	郑某

2. 照护风险防控

（1）养老护理员营造轻松愉悦的沟通环境。

（2）充分调动老年人的积极性，取得老年人的积极配合。

（3）养老护理员与老年人沟通时要主动，有耐心。

（4）养老护理员在医护人员指导下动态评估老年人的睡眠质量，根据老年人改变不良睡眠习惯的执行情况随时调整指导方案，直到老年人不良睡眠习惯得到改善。

第五节　环境清洁

学习要点

1. 对老年人生活环境及常用物品进行清洁消毒

2. 对感染的老年人进行床旁消毒隔离

3. 对垃圾进行分类和处理

一、环境和常用物品的清洁、消毒方法

技能操作一

对老年人生活环境及常用物品进行清洁消毒

【案例】张某，女，68 岁，301 室 1 床，左侧偏瘫，高血压病史 5 年。请养老护

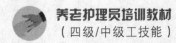

理员对老年人生活环境及常用物品进行清洁消毒。

1. 操作流程

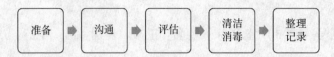

步骤1：准备。

（1）养老护理员准备：着装整洁，洁净双手。

（2）老年人准备：老年人平卧于床上。

（3）环境准备：环境整洁，温、湿度适宜。

（4）用物准备：记录单、笔、手套、口罩、消毒液/片、水盆2个（其中一个装有清水）、量杯、搅拌棒、沥水筐，根据需要准备抹布、地巾等。见图2-1-56。

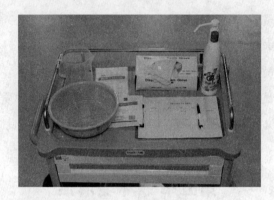

图2-1-56　用物准备

步骤2：沟通。

核对老年人信息，向老年人解释操作的目的及注意事项，征得老年人的同意。

步骤3：评估。

评估老年人的意识情况和配合程度。

步骤4：清洁消毒。

（1）为老年人戴口罩，护理员戴口罩、手套。

（2）浸泡餐具：根据用途准备适量清水，根据水量计算含氯消毒液/消毒片的用量，将含氯消毒液/消毒片放入水盆内，用搅拌棒搅拌均匀为0.05%的含氯消毒液。见图2-1-57。

（3）将水杯、餐具放入沥水筐；将沥水筐放入消毒液水盆，浸泡30分钟。见图2-1-58。

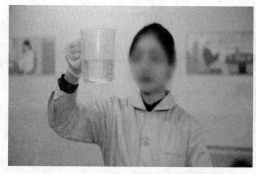

图 2-1-57　取适量清水

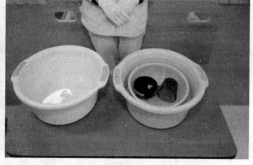

图 2-1-58　浸泡餐具、水杯等

（4）根据需要擦拭家具、消毒地面。

（5）清洗餐具：浸泡物品 30 分钟后，将沥水筐从消毒液水盆中取出，将水杯、餐具在沥水筐内用清水涮洗干净，放回原处备用。

步骤 5：整理记录。

整理用物，放回原处，擦净台面，脱手套，用免洗洗手液消毒双手，帮助老年人摘下口罩按医疗垃圾处理，安抚老年人休息。脱口罩，记录消毒时间、消毒液浓度、消毒物品及老年人的感受和反应。

照护记录单

房间号/床：301 室/1 床　　姓名：张某　　性别：女　　年龄：68 岁

日期	时间	照护内容	签名
2022 年 2 月 1 日	15：00	使用 0.05% 的含氯消毒液对老年人生活环境及常用物品进行清洁消毒，老年人无不适	周某

2. 照护风险防控

（1）操作过程应遵守废弃物处理的要求。

（2）操作过程应做好个人防护。

（3）操作过程应做好老年人的防护。

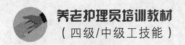

技能操作二

紫外线消毒灯消毒

【案例】李某，女，68 岁，501 室 1 床。请养老护理员对老年人的房间用紫外线消毒灯消毒。

1. 操作流程

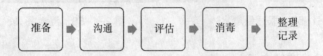

步骤 1：准备。

（1）养老护理员准备：着装整洁，洁净双手。

（2）老年人准备：老年人平卧于床上。

（3）环境准备：环境整洁，温、湿度适宜。

（4）用物准备：记录单、笔、紫外线消毒灯，检查紫外线消毒灯的功能。见图 2-1-59。

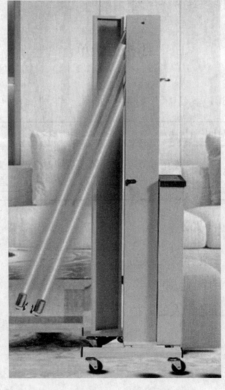

图 2-1-59　用物准备

步骤2：沟通。

核对老年人信息，向老年人解释操作的目的及注意事项，征得老年人的同意。

步骤3：评估。

评估老年人的意识情况和配合程度。

步骤4：消毒。

（1）根据老年人的肢体活动情况，采用合适的方式协助老年人离开房间，安置在一个安全、温暖的地方，并有人看护，防止其走失或摔倒。

（2）关闭门窗。

（3）放置紫外线消毒灯至指定消毒位置，调整灯管高度至离地面1.5m，设置时间为30分钟，开启并确认灯管正常启用。

（4）养老护理员离开老年人房间，关门。

（5）消毒结束，关闭电源，开窗通风半小时。

步骤5：整理记录。

整理用物，放回原处，用95%的酒精棉球擦拭灯管，记录消毒时间和消毒方式。

照护记录单

房间号/床：501室/1床　姓名：李某　性别：女　年龄：68岁

日期	时间	照护内容	签名
2022年2月26日	9：00	使用紫外线消毒灯对老年人房间进行消毒半小时，老年人无不适	刘某

2. 照护风险防控

（1）在开关紫外线灯管时，避免眼睛直视紫外线灯管，否则会损伤眼睛。

（2）紫外线照射时人应该离开房间。

（3）紫外线应该直接照射在所要消毒的物品表面。

（4）在照射之前应该对紫外线灯管进行清洁、擦洗，保持紫外线灯管干净、没有灰尘，否则会影响紫外线消毒效果。

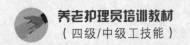

二、床旁消毒的基本方法和操作要点

技能操作三

使用空气消毒机进行床旁消毒

【案例】李某，女，68岁，501室1床。请养老护理员对老年人的房间用空气消毒机进行床旁消毒。

1. 操作流程

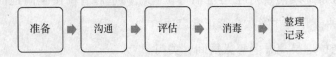

步骤1：准备。

（1）养老护理员准备：着装整洁，洁净双手，必要时戴手套。

（2）老年人准备：老年人平卧于床上。

（3）环境准备：环境整洁，温、湿度适宜。

（4）用物准备：记录单、笔、空气消毒机，检查空气消毒机的功能。

步骤2：沟通。

核对老年人信息，向老年人解释操作的目的及注意事项，征得老年人的同意。

步骤3：评估。

评估老年人的意识情况和配合程度。

步骤4：消毒。

（1）根据老年人的肢体活动情况，采用合适的方式协助老年人离开房间，安置在一个安全、温暖的地方，并有人看护，防止其走失或摔倒。

（2）关闭门窗。

（3）接电源开机试机。核对治疗单；按"电源"处数秒，开机，调节各参数；按"开关"键，按照说明书进行操作。

（4）养老护理员离开老年人房间，关门。

（5）消毒结束，关闭电源，开窗通风半小时。

步骤5：整理记录。

整理用物，放回原处，记录消毒时间和消毒方式。

照护记录单

房间号/床：501 室/1 床　姓名：李某　性别：女　年龄：68 岁

日期	时间	照护内容	签名
2022 年 2 月 9 日	9：00	使用空气消毒机对老年人房间进行消毒，老年人无不适	徐某

2. 照护风险防控

（1）使用空气消毒机消毒的房间日常卫生应采取湿式卫生。

（2）机器内严禁进水，用湿布清洁机器时，须先切断电源。

（3）空气消毒机最佳位置为房间内一面墙壁的中央处，或与墙壁转角处成 45°角放置使用，保证消毒机进出风口不被遮挡，且有利于室内空气的循环。

（4）普通房间每周消毒 1~2 次。

（5）保持消毒机外表清洁无尘。

三、垃圾分类处理方法

技能操作四

对垃圾进行分类处理

1. 操作流程

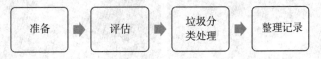

步骤 1：准备。

（1）养老护理员准备：着装整洁，洁净双手，戴口罩。

（2）环境准备：环境整洁，温、湿度适宜。

（3）用物准备：记录单、笔、医疗垃圾袋、环形扎带、标签贴、止血钳、医疗垃圾桶、生活垃圾桶、锐器盒。见图 2-1-60。

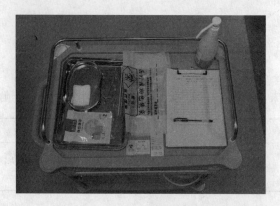

图 2-1-60　用物准备

步骤 2：评估。

评估垃圾的种类和量。

步骤 3：垃圾分类处理。

（1）对垃圾进行分类：①生活垃圾，如各类外包装袋；②医疗垃圾，如使用后的棉签、纱布、绷带、手套、治疗巾等；③锐器，如测血糖针头等。见图 2-1-61。

（2）检查医疗垃圾袋面是否有破损，大小是否合适，把黄色垃圾袋套到医疗垃圾桶内。

（3）将医疗垃圾放到黄色垃圾袋里，将锐器放入锐器盒内，将生活垃圾放入黑色垃圾袋内。医疗垃圾盛装量达到包装物的 3/4 时，应使用有效的封口方式，例如，用环形扎带系紧黄色垃圾袋；使包装物或者容器的封口紧实严密。见图 2-1-62。

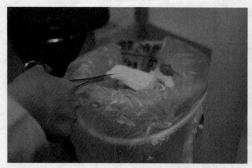

图 2-1-61　对垃圾进行分类

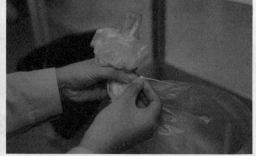

图 2-1-62　垃圾袋封口

（4）执行手卫生，填写标签：部门、日期和类别。

（5）贴标识。一手拿着黄色垃圾袋；将黄色垃圾袋提起与医疗垃圾桶分离；检查垃圾袋面是否有破损、底部是否漏水；若有破损或漏水需另套新的黄色垃圾袋。另一手贴标识。见图2-1-63。

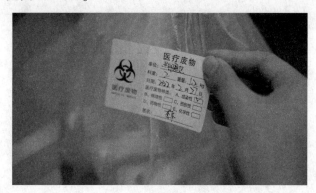

图2-1-63　贴标识

步骤4：整理记录。

（1）转运记录：打开医疗垃圾周转桶盖，把贴好标识的黄色垃圾袋放到医疗垃圾周转桶；不能把黄色垃圾袋放到地面；执行手卫生，填写《医疗垃圾内部交接登记表》。

（2）待垃圾桶干燥，给垃圾桶重新套上无破损的黄色垃圾袋；医疗垃圾袋的规格大小与垃圾桶相符。转运桶盛满后及时通知专人将医疗垃圾转运到医疗废物暂存处。

医疗垃圾内部交接登记表

日期	医疗垃圾 （单位：千克）	交接时间	移交人	接收人
2021. 12. 30	5.2	16：00	李某	王某

2. 照护风险防控

（1）不得取出已放入包装袋内的医疗垃圾等。

（2）严禁通过踩压增加废弃物盛装量的行为。

（3）严禁在收集点存放个人物品。

（4）禁止将医疗垃圾置于收集点以外的区域露天堆放。

（5）转运桶盛满后及时通知专人将医疗垃圾转运到医疗废物暂存处。

第二章　基础照护

第一节　体征观测

学习要点

1. 为老年人测量体温（电子体温计）

2. 为老年人测量血压（水银血压计）

3. 为老年人测量体重并记录（电子座椅秤）

4. 为老年人测量血糖并观察、记录

一、老年人生命体征的测量与记录

技能操作一

为老年人测量体温（电子体温计）

【案例】王某，女，72 岁，201 室 2 床，一年前入住养老机构，今日查房，王奶奶诉说周身发冷。请养老护理员使用电子体温计为王奶奶测量体温。

1. 操作流程

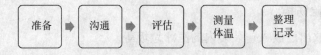

准备 ➡ 沟通 ➡ 评估 ➡ 测量体温 ➡ 整理记录

步骤 1：准备。

（1）养老护理员准备：着装整洁，洁净双手。

（2）老年人准备：老年人取舒适体位。

（3）环境准备：环境整洁，温、湿度适宜。

（4）用物准备：记录单、笔、电子体温计（额温枪）、毛巾或纱布。见图 2-2-1。

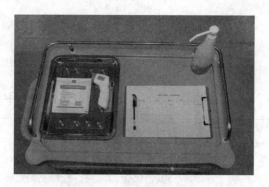

图 2-2-1　用物准备

步骤 2：沟通。

核对老年人信息，向老年人解释操作的目的及注意事项，征得老年人的同意。

步骤 3：评估。

评估老年人的意识情况和配合程度。确定老年人 30 分钟内无进食冷热饮、剧烈运动、洗热水澡等活动。

步骤 4：测量体温。

（1）测量前告知老年人测量部位为额头。

（2）帮助老年人将前额部头发拨开，如果有汗液，需要擦干汗液。

（3）按测量键开机，显示屏亮后体温计进入待测状态。

（4）将体温计感应端对准老年人额头正中，保持垂直，测量 3 次，以出现最多的一组数据为准。见图 2-2-2、图 2-2-3。

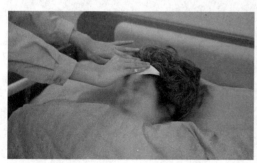

图 2-2-2　擦干汗液

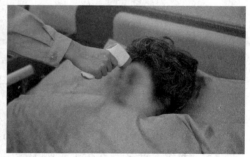

图 2-2-3　测量体温

步骤 5：整理记录。

整理用物，放回原处。洁净双手，记录测量体温的时间、体温数值、老年人的感受和反应。如发现异常，及时报告。

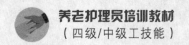
照护记录单

房间号/床：201 室/2 床　　姓名：王某　　性别：女　　年龄：72 岁

日期	时间	照护内容	签名
2022 年 3 月 4 日	7：00	王奶奶诉说周身发冷，为老年人测量体温，体温为 37.5℃，已报告医生，并嘱王奶奶多饮水	郭某

2. 照护风险防控

（1）测量体温前，确定老年人在 30 分钟内没有影响体温的因素，如进食、剧烈运动、情绪激动、洗澡等。

（2）体温计用后应按要求及时消毒。

（3）如发现体温异常，应及时报告。

技能操作二

为老年人测量血压（水银血压计）

【案例】张某，女，68 岁，301 室 1 床，左侧偏瘫，高血压病史 5 年，每日服用降压药。请养老护理员使用水银血压计为张奶奶测量血压。

1. 操作流程

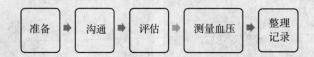

步骤 1：准备。

（1）养老护理员准备：着装整洁，洁净双手。

（2）老年人准备：老年人平卧于床上。

（3）环境准备：环境整洁，温、湿度适宜。

（4）用物准备：记录单、笔、水银血压计、听诊器。见图 2-2-4。

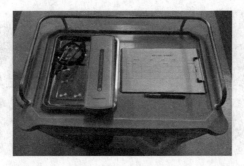

图 2-2-4　用物准备

步骤 2：沟通。

核对老年人信息，向老年人解释操作的目的及注意事项，征得老年人的同意。

步骤 3：评估。

评估老年人的意识情况和配合程度。评估老年人 30 分钟内有无剧烈运动、情绪激动，喝酒或咖啡等刺激性饮料。评估肢体活动情况及皮肤状况。

步骤 4：测量血压。

（1）检查血压计和听诊器性能完好。

（2）协助老年人取平卧位。

（3）取血压计，平放于健侧上臂外侧，高度与心脏平齐。打开盒盖，驱尽袖带内空气，缠绕于右上臂中部，袖带下缘距肘窝 2~3cm，缠绕粘紧，松紧度以能插入一指为宜。

（4）观察水银柱"0"位。使肱动脉、心脏、血压计"0"点位于同一水平。

（5）戴好听诊器，将听诊器胸件放置于肘窝肱动脉搏动明显处，轻轻按住。

（6）握住气囊，关闭气囊开关，捏气囊，打气至基础血压，再升高 20 ~ 30mmHg。

（7）松开气囊开关，缓慢放气，使汞柱缓慢下降，速度以每秒 4mmHg 为宜。听到肱动脉第一声搏动，此时的刻度读数为收缩压。

（8）继续听到搏动声突然变弱或消失，此时的刻度读数为舒张压。重复测量 2 次，取平均数为该次血压值。

（9）取下听诊器，排尽袖带空气，关闭气囊开关，放回血压计盒内。

（10）关闭贮汞瓶开关。将血压计和听诊器摆放于治疗盘，放回存放位置备用。见图 2-2-5 至图 2-2-7。

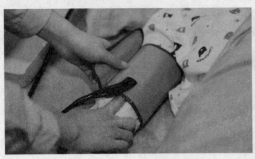

图2-2-5　缠袖带

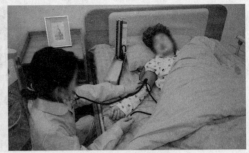

图2-2-6　测量血压

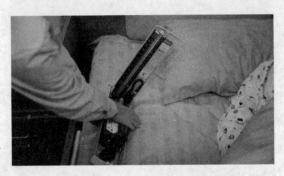

图2-2-7　关闭贮汞瓶开关

步骤5：整理记录。

整理用物，放回原处。洁净双手，记录老年人的感受和反应。

照护记录单

房间号/床：301室/1床　姓名：张某　性别：女　年龄：68岁

日期	时间	照护内容	签名
2022年3月2日	7：00	为老年人测血压，平卧位，测量右上肢，血压为140/98mmHg，老年人无不适	郑某

2. 照护风险防控

（1）测量前，应检查血压计完好无破损，能够正常使用。

（2）测血压应做到"四定"：定时间、定部位、定体位、定血压计。

（3）若测量前老年人有剧烈活动，情绪激动，喝酒或咖啡等刺激性饮料等情况，应嘱老年人安静休息30分钟后再测量血压。

（4）偏瘫、肢体有损伤的老年人测血压时应选择健侧肢体。

（5）当血压听不清或有异常需重新测量时，须将袖带内气体驱尽，待水银降至"0"点，稍候片刻再重新测量。

二、老年人体重的测量与记录

技能操作三

用电子座椅秤为老年人测量体重并记录

【案例】张某，女，68岁，301室1床，左侧偏瘫，高血压病史5年，每日服用降压药。请养老护理员为老年人测量体重并记录。

1. 操作流程

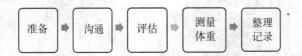

步骤1：准备。

（1）养老护理员准备：着装整洁，洁净双手。

（2）老年人准备：老年人平卧于床上。

（3）环境准备：环境整洁，温、湿度适宜。

（4）用物准备：记录单、笔、电子座椅秤。见图2-2-8。

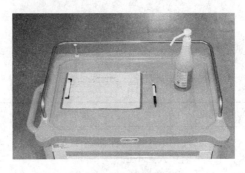

图2-2-8　用物准备

步骤2：沟通。

向老年人解释操作的目的及注意事项，征得老年人的同意。

步骤3：评估。

评估老年人的意识情况和配合程度。评估老年人的肢体活动情况。

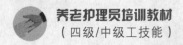
步骤4：测量体重。

（1）将电子座椅秤推至老年人床边，与床成45度夹角，刹车固定。

（2）根据电子座椅秤使用说明，检验其工作状态、准确度和灵敏度，打开电源开关，按下"启动"按键，显示屏上显示0.0，进入工作状态。

（3）称重：协助老年人转移到电子座椅秤上，坐到座椅中央，保持身体平稳，靠向靠背，扶好扶手。

（4）读数：待显示屏显示的数值稳定后，养老护理员读取老年人体重。

（5）将老年人转移至床上，协助取舒适卧位。见图2-2-9、图2-2-10。

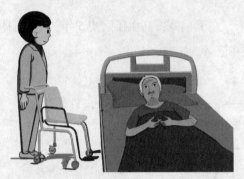
图2-2-9 推座椅秤到床边

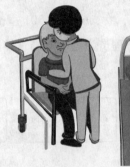
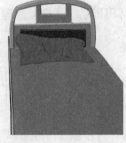
图2-2-10 测量体重

步骤5：整理记录。

整理用物，放回原处。洁净双手，记录老年人的感受和反应。

照护记录单

房间号/床：301室/1床　姓名：张某　性别：女　年龄：68岁

日期	时间	照护内容	签名
2022年3月5日	10：00	使用电子座椅秤为老年人测体重，测得为55kg，老年人无不适	周某

2. 照护风险防控

（1）转移老年人上、下体重秤时，动作要轻缓，防止老年人跌倒。

（2）转移老年人时，应从老年人的健侧转移。

（3）读取体重时，养老护理员应在老年人患侧保护，防止老年人跌倒。

三、老年人血糖的测量与记录

技能操作四

为老年人测量血糖并记录

【案例】刘某，女，76岁，305室1床，左侧偏瘫，糖尿病病史5年，每日服用降糖药。请养老护理员为老年人测量血糖并观察、记录。

1. 操作流程

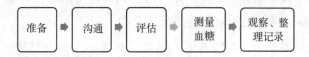

步骤1：准备。

（1）养老护理员准备：着装整洁，洁净双手，戴口罩。

（2）老年人准备：老年人平卧于床上。

（3）环境准备：环境整洁，温、湿度适宜。

（4）用物准备：记录单、笔、血糖仪、血糖试纸、血糖笔、采血针头、75%的医用酒精或酒精棉片、棉签、医嘱单、利器盒。见图2-2-11。

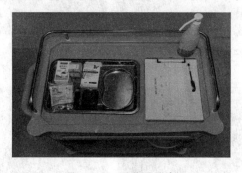

图2-2-11　物品准备

步骤2：沟通。

向老年人解释操作的目的及注意事项，征得老年人的同意。

步骤3：评估。

评估老年人的意识情况和配合程度。评估老年人病情、进食时间、肢体活动情况和手指末端情况（手指皮肤有无破损、有无硬结）。询问有无晕针晕血史、酒精过敏史。

步骤 4：测量血糖。

（1）核对医嘱，备齐用物，协助老年人取舒适体位。选择合适的手指并适当按摩以促进血液循环、减轻疼痛。

（2）准备好采血笔和采血针头，调节进针深度。

（3）用酒精消毒手指末端两侧，待干。

（4）取出试纸，将试纸正面朝上插入血糖仪，仪器自动开机，显示屏显示滴血信号。

（5）待消毒部位干燥后，一手挤压老年人该手指，另一手迅速进针。

（6）弃去第一滴血液，用第二滴血液进行测试，用试纸在采血处取血，待试纸确认窗完全被血样充满，用干棉签按压采血手指。

（7）待血糖结果显示，告知老年人结果，对老年人进行健康教育。见图 2-2-12 至图 2-2-15。

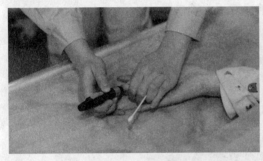

图 2-2-12　进针

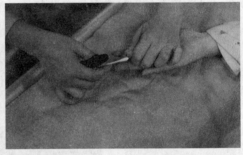

图 2-2-13　弃去第一滴血

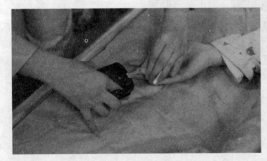

图 2-2-14　取血测试

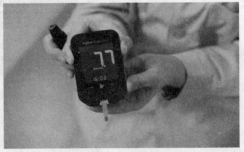

图 2-2-15　读取血糖

步骤 5：观察、整理记录。

观察老年人的感受和反应。棉签、试纸弃至医用垃圾桶，采血针弃至利器盒内。整理用物，放回原处。洁净双手，记录。

照护记录单

房间号/床：305 室/1 床　姓名：刘某　性别：女　年龄：76 岁

日期	时间	照护内容	签名
2022 年 3 月 8 日	7：00	为老年人测血糖，测得为 7.2mmol/L，老年人无不适	赵某

2. 照护风险防控

（1）测血糖的过程要避免污染试纸和采血处皮肤。

（2）取血部位消毒后，须待干后再采血，否则会影响测试结果。

（3）采血时勿挤压出血，以免组织液进入血液影响测试结果。

第二节　用药照护

学习要点

1. 能协助老年人口服用药，观察老年人用药后的反应并及时报告
2. 能观察老年人使用胰岛素后的血糖异常变化

一、协助老年人口服用药

技能操作一

协助老年人口服用药，观察老年人用药后的反应并及时报告

【案例】刘某，女，75 岁，504 室 1 床，左侧偏瘫，高血压病史 5 年，每日服用降压药。请养老护理员今日早晨 7 点协助老年人口服硝苯地平 10mg，观察老年人用药后的反应并及时报告。

1. 操作流程

准备 ➡ 核对 ➡ 沟通 ➡ 评估 ➡ 协助服药 ➡ 观察报告 ➡ 整理记录

步骤 1：准备。

（1）养老护理员准备：着装整洁，洁净双手。

（2）老年人准备：老年人平卧于床上。

（3）环境准备：环境整洁，温、湿度适宜。

（4）用物准备：记录单、笔、服药单、装有口服药的药杯、温开水、餐巾纸、毛巾，根据需要准备量杯、滴管、研钵、药匙等。见图 2-2-16。

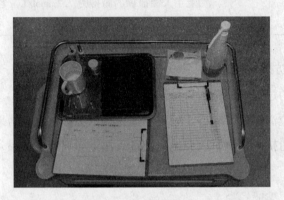

图 2-2-16　用物准备

步骤 2：核对。

核对老年人姓名及药物信息。

步骤 3：沟通。

核对老年人信息，向老年人解释操作的目的及注意事项，征得老年人的同意。

步骤 4：评估。

评估老年人的意识情况和配合程度；评估老年人的口腔情况、吞咽功能和肢体活动情况。

步骤 5：协助服药。

（1）为老年人摇高床头 30~45°，取坐位或半坐位，后颈背部垫好软垫。

（2）准备温水：每 2~4 片药准备 100ml 温水，用手腕内侧测试水温，适宜温度约 38~40℃。

（3）在老年人颌下垫毛巾，协助老年人喝水，润湿口腔及食管。

（4）将药杯递给老年人，请老年人自行放入口中。

（5）协助老年人喝水，请老年人吞咽药片，取餐巾纸擦干口周水渍。

（6）嘱老年人张口，检查老年人是否咽下药物；再次核对老年人姓名和药物的信息。

（7）嘱老年人保持服药体位 30 分钟左右，再恢复舒适体位。见图 2-2-17 至图 2-2-19。

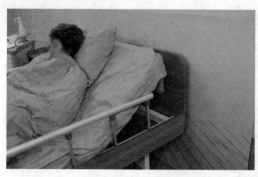

图 2-2-17　摇高床头

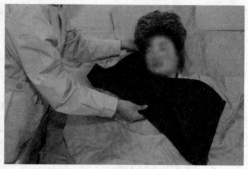

图 2-2-18　颌下垫毛巾

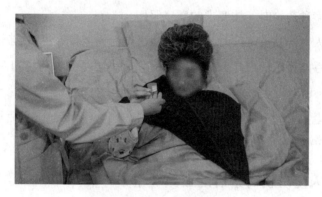

图 2-2-19　协助服药

步骤 6：观察报告。

观察老年人服药后反应，如有异常，立即报告医生。

步骤 7：整理记录。

整理用物，放回原处。洁净双手，记录老年人服用的药物、服药时间及服药后的反应。

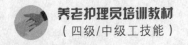

照护记录单

房间号/床：504 室/1 床　姓名：刘某　性别：女　年龄：75 岁

日期	时间	照护内容	签名
2022 年 4 月 2 日	7：00	协助老年人口服硝苯地平 10mg，老年人无不适	徐某

2. 照护风险防控

（1）严格遵医嘱给药，不得私自给老年人加药、停药、减药。

（2）服用多种药物时，按要求的顺序服用。

（3）老年人对药品有疑问时，再次核对无误后向老年人说明后给药。

（4）对于吞咽困难的老年人，应请示医生后决定是否将药物切割成小块或者研磨成粉末，再协助老年人服药。

（5）如果老年人同时服用多种药物，其中有止咳糖浆，应最后服用止咳糖浆，并且在服药后 30 分钟内暂时不要喝水，以免影响药效。

二、老年人使用胰岛素后的血糖观察

技能操作二

观察老年人使用胰岛素后的血糖变化

【案例】刘某，女，68 岁，401 室 1 床，左侧偏瘫，糖尿病病史 5 年，每日注射胰岛素。请养老护理员观察老年人使用胰岛素后的血糖有无异常变化。

1. 操作流程

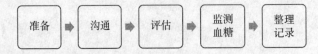

步骤 1：准备。

（1）养老护理员准备：着装整洁，洁净双手。

（2）老年人准备：老年人平卧于床上。

（3）环境准备：环境整洁，温、湿度适宜。

（4）用物准备：记录单、笔、血糖仪、血糖试纸、血糖笔、采血针头、75%的医用酒精或酒精棉片、棉签、医嘱单、利器盒。见图2-2-20。

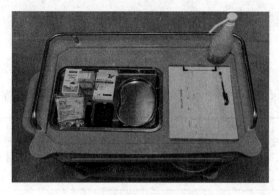

图2-2-20　用物准备

步骤2：沟通。

核对老年人信息，向老年人解释操作的目的及注意事项，征得老年人的同意。

步骤3：评估。

评估老年人的意识情况和配合程度；评估老年人使用胰岛素的情况、进食情况、手指末端情况（手指皮肤有无破损、有无硬结）；询问有无晕针晕血史、酒精过敏史。

步骤4：监测血糖。

（1）询问老年人有无饥饿感，有无不适。

（2）观察老年人有无出汗、颤抖、面色苍白等情况。

（3）观察老年人有无精神萎靡、躁动或意识不清等情况，如有异常，立即报告医生。

（4）如果老年人有上述异常，根据医嘱，按照本书第一部分第二章第一节的方法为老年人监测血糖。见图2-2-21。

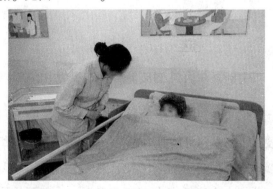

图2-2-21　监测血糖

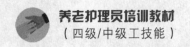

步骤 5：整理记录。

整理用物，放回原处。洁净双手，记录老年人的感受和表现以及血糖情况。

照护记录单

房间号/床：401 室/1 床　姓名：刘某　性别：女　年龄：68 岁

日期	时间	照护内容	签名
2022 年 4 月 5 日	9：00	观察老年人在注射胰岛素后未出现低血糖症状，老年人无不适	郭某

2. 照护风险防控

（1）老年人注射胰岛素后，应按要求协助老年人进食，避免低血糖反应。

（2）老年人出现低血糖反应时应立即报告医生，并协助老年人口服糖水、含糖饮料，或进食糖果、饼干、面包、馒头等，缓解低血糖症状。

第三节　风险应对

学习要点

1. 识别老年人跌倒风险并提出预防措施

2. 发现老年人急性创伤、肌肉骨骼关节损伤并报告

一、老年人的风险识别及预防措施

技能操作一

识别老年人跌倒风险并提出预防措施

【案例】赵某，女，78 岁，居住在宁工小区×幢×室。高血压病史 10 余年，半年前突发腔隙性脑梗，目前左侧身体肌力有所下降，可以乘电梯至一楼小卖部购买生活必需品，遵医嘱口服降压药控制血压，近期血压平稳。5 年前老伴去世，目前与女儿住在一起，女儿担心上班后老人在家不安全，为其预约居家上门照护服务。

请养老护理员上门识别赵奶奶跌倒风险，并提出预防措施。

1. 操作流程

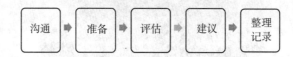

步骤1：沟通。

（1）与老年人和家属确认上门服务时间、照护员、照护任务。

（2）向老年人和家属解释操作目的及注意事项，征得老年人和家属同意。

步骤2：准备。

（1）养老护理员准备：着装整洁，洁净双手。

（2）老年人准备：老年人平卧或半卧于床上，或坐位，处于放松状态。

（3）环境准备：环境整洁，温、湿度适宜。

（4）用物准备：照护记录单、笔、鞋套、手消毒液、口罩、工作证。见图2-2-22。

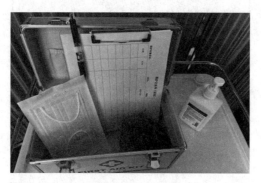

图2-2-22　用物准备

步骤3：评估。

（1）询问老年人年龄、身体状况、疾病情况、用药情况、视力、既往跌倒史、社会支持。

（2）评估老年人运动能力、生活自理能力和认知功能。

（3）询问老年人休息或活动时有无出现头晕、站立不稳等情况。

（4）询问老年人生活场所和日常习惯，观察老年人生活场所环境。见图2-2-23。

（5）观察老年人情绪变化。

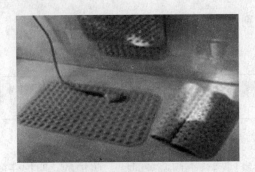

图 2-2-23 检查活动环境

步骤4：建议。

（1）向老年人及家属介绍其目前的跌倒风险。

（2）根据评估、观察的危险因素，提出针对性的预防措施。

（3）发放健康教育宣传单或手册。见图 2-2-24。

预防措施

防滑垫覆盖淋浴间地面。

淋浴间增加淋浴凳（有扶手）。

站起时手扶扶手或桌面，速度宜慢。

图 2-2-24 预防措施

步骤5：整理记录。

整理用物，放回原处。洁净双手并记录。

照护记录单

照护对象住址：宁工小区×幢×室　姓名：赵某　性别：女　年龄：78岁

日期	时间	照护内容	签名
2021年3月7日	9：00	1. 跌倒自身风险：患有高血压、腔隙性脑梗，口服降压药；突然站起头晕 2. 跌倒环境风险：淋浴间防滑垫未完全覆盖，缺少淋浴凳 3. 已告知家属赵奶奶的跌倒风险，提出改进建议	郑某

2. 照护风险防控

（1）评估老年人运动能力时，注意保护老年人安全。

（2）告知老年人和家属此次评估结果，说明此次结果仅表明目前环境下老年人跌倒风险和预防措施。

二、老年人跌倒的风险应对

技能操作二

发现老年人跌倒、急性创伤、肌肉骨骼关节损伤并报告

【案例】周某，男，80岁，2年前入住养老院306室1床。高血压病史20余年，口服降压药控制血压，近期血压在正常范围内。每日在机构内使用步行器活动。今日老人在行走时跌倒，跌倒时左手撑地。养老护理员及时发现并报告。

1. 操作流程

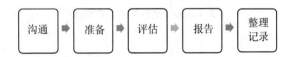

步骤1：沟通。

（1）询问"发生了什么""现在感觉怎么样"，报告医护人员和主管领导。

（2）安抚老年人。

（3）根据老年人情况，协助取安全、舒适体位。

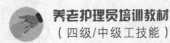

步骤2：准备。

（1）环境准备：布置安全的环境。

（2）养老护理员准备：着装整洁，洁净双手。

（3）用物准备：照护记录单、笔、血压计、急救箱（必要时准备）等。见图2-2-25。

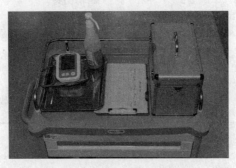

图2-2-25　用物准备

步骤3：评估。

（1）查看肢体位置是否异常、活动是否受限、是否有皮肤破损和出血。见图2-2-26。

（2）询问老人疼痛情况及是否有其他不适。

（3）为老年人测量血压、心率，测量数值告知老年人。

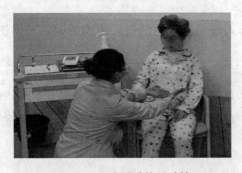

图2-2-26　查看肢体活动情况

步骤4：报告。

（1）记录评估结果。

（2）报告创伤、损伤的发生和测量结果。

步骤5：整理记录。

（1）整理用物，放回原处。

（2）洁净双手，记录。

照护记录单

房间号/床：306 室/1 床　姓名：周某　性别：男　年龄：80 岁

日期	时间	照护内容	签名
2021 年 2 月 1 日	15：00	1. 血压 120/80mmHg、脉搏 78 次/分 2. 老人左侧手臂可以自行抬起，手腕无法活动；手腕周围无外伤，老人感觉手腕疼痛 3. 立即通知医护人员，报告跌倒发生情况和测量结果	王某

2. 照护风险防控

（1）老年人可以自己活动时，协助老年人取安全舒适体位，目的是防止进一步损伤；若老年人出现头晕、肢体活动受限或者畸形则不能移动。

（2）首次报告内容包括：床号、姓名、原因，目的是寻求支援，二次报告内容主要是评估结果。

第四节　护理协助

学习要点

1. 观察和识别留置胃管、留置尿管、造瘘口、气管切开的异常情况，完成记录和上报

2. 指导或为老年人留取尿、便标本

3. 陪同老年人就医

4. 协助对Ⅱ度压疮老年人进行照护

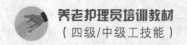

一、留置胃管和留置尿管的观察

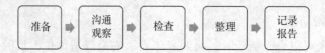
技能操作一

观察和识别胃管的异常情况，完成记录和上报

【案例】李某，男，84 岁，2 年前入住养老院 406 室 1 床。高血压病史 20 余年，1 个月前发生脑梗死，半个月前出院再次入住养老院。因吞咽功能障碍无法经口进食，护士遵医嘱插入胃管。养老护理员观察和识别胃管的异常情况，完成记录和上报。

1. 操作流程

准备 ➡ 沟通观察 ➡ 检查 ➡ 整理 ➡ 记录报告

步骤 1：准备。

（1）环境准备：环境整洁，温、湿度适宜。

（2）养老护理员准备：着装整洁，洁净双手，戴口罩。

（3）用物准备：照护记录单、笔、小尺、手电筒、听诊器、灌注器、治疗碗、温开水等。

（4）老年人准备：老年人平卧或半卧于床上，或坐位。见图 2-2-27。

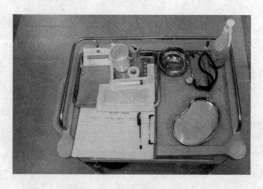

图 2-2-27　用物准备

步骤 2：沟通观察。

（1）核对老年人信息，告知老年人检查胃管的目的，取得配合。

（2）观察老年人的意识情况和配合程度。

步骤 3：检查。

（1）摇高床头 30°。

（2）询问老年人目前是否适应留置胃管，有无不舒服。

（3）查看胃管标识上的使用期限，检查胶布清洁度和胃管固定是否牢固；量取胃管插入长度，与标注插入长度核对，判断胃管是否向外脱出。

（4）观察胃管周围皮肤、鼻腔黏膜的完整性和颜色；查看口腔卫生、胃管是否盘曲在口腔内。

（5）沿老年人下颌铺治疗巾或者清洁毛巾；取下胃管末端纱布，将胃管放于治疗巾上。

（6）验证胃管是否在胃内：采用抽吸胃液法、气过水声法、气泡法验证。

（7）冲管：抽取 20ml 温开水从鼻胃管注入胃内，抬高胃管末端，让水流入胃内。用纱布包裹胃管末端，固定在枕边。

（8）观察老年人呼吸，询问咳痰情况。

（9）告知老年人检查结果。请老年人维持半卧位 30 分钟。见图 2-2-28、图 2-2-29。

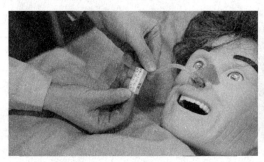
图 2-2-28　查看胃管标识

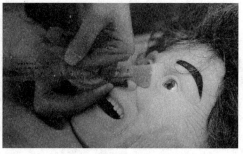
图 2-2-29　测量胃管刻度

步骤 4：整理。

整理用物，放回原处，洁净双手。

步骤 5：记录报告。

（1）详细记录检查内容和结果。

（2）发现异常情况，及时汇报医护人员。

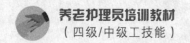

照护记录单

房间号/床：406 室/1 床　姓名：李某　性别：男　年龄：84 岁

日期	时间	照护内容	签名
2021 年 2 月 1 日	15：00	1. 检查结果 （1）标识插入长度 48cm，测量插入长度 48cm （2）胃管使用期限至 2021 年 1 月 15 日 （3）胃管周围皮肤、鼻腔黏膜完整。口腔清洁、口腔内无胃管盘曲 （4）采用抽吸胃液法检查，胃管在胃内 （5）注入 20ml 温开水冲管，老人无不适 2. 照护措施 报告检查胃管结果：胃管已到使用期限	徐某

2. 照护风险防控

（1）验证胃管是否在胃内有三种方法，包括抽吸胃液法抽吸出胃液、气过水声法听见声音、气泡法未见气泡，其中一种符合表明胃管在胃内，检查时无须全部验证，缩短操作时间。

（2）牵拉胃管判断是否脱管时，应轻柔使力。

（3）若胃管脱出，养老护理员保持平静，告知老年人检查结果；报告时避开老年人，避免引起老年人紧张。

技能操作二

观察和识别尿管的异常情况，完成记录和上报

【案例】王某某，女，80 岁，3 年前入住颐养中心 206 室 1 床。高血压病史 10余年，糖尿病病史 20 余年，3 年前发生脑梗死，老人入住时有尿失禁，近日因骶尾部皮肤破损，护士遵医嘱插入导尿管。养老护理员观察和识别尿管的异常情况，完成记录和上报。

1. 操作流程

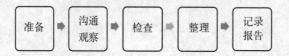

准备 ➡ 沟通观察 ➡ 检查 ➡ 整理 ➡ 记录报告

步骤1：准备。

（1）环境准备：环境整洁，温、湿度适宜，保护隐私。

（2）养老护理员准备：着装整洁，洁净双手，戴口罩。

（3）用物准备：照护记录单、笔、一次性手套、口罩、屏风。

（4）老年人准备：老年人取平卧位，处于放松状态。见图2-2-30、图2-2-31。

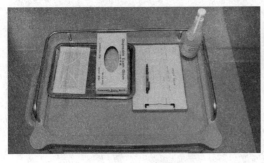

图2-2-30　用物准备一

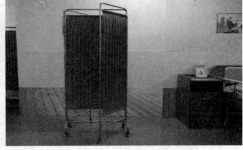

图2-2-31　用物准备二

步骤2：沟通观察。

（1）核对老年人信息，解释检查尿管的目的，取得配合。

（2）观察老年人的意识情况和配合程度。

步骤3：检查。

（1）拉屏风或床帘保护老年人隐私。

（2）养老护理员戴一次性手套。

（3）打开盖被。检查尿管标识，查看尿管是否在使用期限内；核对气囊注水量是否符合留置尿管说明书要求。

（4）暴露会阴部。观察尿道外口和会阴部位皮肤清洁度、分泌物情况；检查床铺是否整洁、干燥。

（5）整理衣服。

（6）轻拉导尿管，检查尿管固定是否良好。

（7）观察尿管位置、是否扭曲或受压。

（8）整理被子。

（9）挤压尿管，观察尿液是否引流通畅。观察尿袋中尿液量、颜色、有无絮状物或肉眼血尿。

（10）询问老年人目前是否适应留置尿管，有无不舒服。见图2-2-32、图2-2-33。

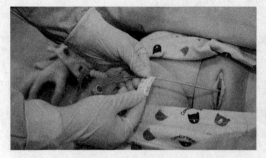

图2-2-32　检查标识

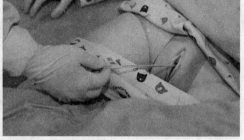

图2-2-33　轻拉导管

步骤4：整理。

协助老年人取舒适卧位。整理用物，放回原处。洁净双手。

步骤5：记录报告。

（1）详细记录检查内容和结果。

（2）发现异常情况，及时汇报医护人员。

照护记录单

房间号/床：206室/1床　　姓名：王某某　　性别：女　　年龄：80岁

日期	时间	照护内容	签名
2021年3月1日	15：00	1. 检查结果 （1）床铺整洁、干燥、无漏尿 （2）尿管固定良好 （3）会阴部和尿道口清洁 （4）尿管使用期限至"2021-3-1" （5）尿管引流通畅，尿液呈淡黄色 （6）王奶奶无不舒服 2. 照护措施 报告检查尿管结果：尿管已到使用期限	郭某

2. 照护风险防控

（1）检查气囊固定情况时，不可过度用力牵拉，防止造成黏膜组织损伤。

（2）整理时，将尿管妥善放置，避免扭曲、受压。

二、气管切开和造瘘口的观察

技能操作三

观察和识别气管切开的异常情况，完成记录和上报

【案例】李某某，女，89岁，1个月前入住养老院806室1床。2个月前老人因脑出血被送入医院后进行救治，因肺部感染给予气管切开。养老护理员观察和识别气管切开的异常情况，完成记录和上报。

1. 操作流程

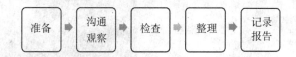

步骤1：准备。

（1）环境准备：环境整洁，温、湿度适宜。

（2）养老护理员准备：着装整洁，洁净双手，戴口罩。

（3）用物准备：照护记录单、笔、免洗洗手液、一次性手套、口罩。见图2-2-34。

（4）老年人准备：老年人呈仰卧位。

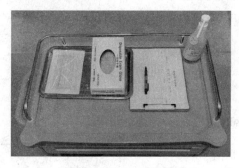

图2-2-34 用物准备

步骤2：沟通观察。

（1）核对老年人信息，告知老年人检查气管切开的目的，取得配合。

（2）观察老年人的意识情况和配合程度。

步骤3：检查。

（1）查看老年人目前呼吸情况，测量脉搏、体温。

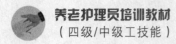
（2）观察老年人的头、颈、躯干是否处于一条直线；观察盖被位置；观察管道位置，查看固定带是否松弛。

（3）观察套管下纱布是否清洁干燥、平整，套管周围分泌物情况，切口颜色等。

（4）查看前期吸痰照护记录中痰液的颜色、性质、量，操作是否顺利等。

（5）询问老年人目前有无不适。见图2-2-35、图2-2-36。

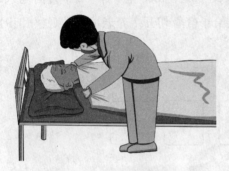

图2-2-35　盖被位置

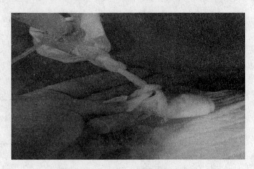

图2-2-36　管道固定带

步骤4：整理。

整理老年人衣服和盖被，协助其取舒适卧位。整理用物，放回原处。洁净双手。

步骤5：记录报告。

（1）详细记录检查内容和结果。

（2）发现异常情况，及时汇报医护人员。

照护记录单

房间号/床：806室/1床　姓名：李某某　性别：女　年龄：89岁

日期	时间	照护内容	签名
2021年3月2日	8：00	1. 检查结果 （1）盖被覆盖气管切开处 （2）生命体征：脉搏80次/分、呼吸19次/分、体温37℃ 2. 照护措施 （1）整理被子，暴露气管切开处 （2）报告检查气管切开结果：盖被放置错误	林某

2. 照护风险防控

（1）检查时，动作轻柔，不可过度用力牵拉，以免引起老年人剧烈咳嗽。

（2）盖被位置、呼吸情况为随时观察内容。

观察和识别造瘘口的异常情况，及时记录和上报

【案例】刘某，男，78 岁，6 个月前入住养老院 406 室 1 床。1 年前因结肠癌接受结肠造瘘口手术，使用两件式造瘘袋。养老护理员每日观察和识别肠道造瘘口的异常情况，完成记录和上报。

1. 操作流程

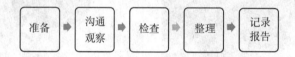

步骤 1：准备。

（1）环境准备：环境整洁，温、湿度适宜，保护好隐私。

（2）养老护理员准备：着装整洁，洁净双手，戴口罩。

（3）用物准备：照护记录单、笔、棉签或纱布、温开水、一次性手套、屏风等。见图 2-2-37。

（4）老年人准备：老年人呈仰卧位。

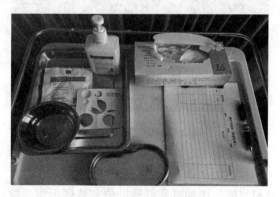

图 2-2-37　用物准备

步骤 2：沟通观察。

（1）核对老年人信息，告知老年人检查造瘘口的目的，取得配合。

（2）观察老年人的意识情况和配合程度。

步骤3：检查。

（1）养老护理员戴手套，打开盖被，暴露造瘘袋。

（2）观察粪便的颜色、性质和量。

（3）去除造瘘袋，观察造瘘口颜色、形状、大小、造口黏膜高度。

（4）清洁造瘘口周围皮肤，观察皮肤有无红肿压痛、是否破损、有无异常分泌物。

（5）询问老年人目前有无腹胀、疼痛等不舒服。

（6）为老年人安装造瘘袋。见图2-2-38至图2-2-40。

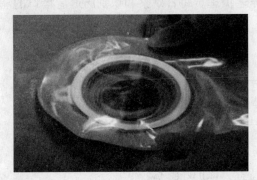
图2-2-38　暴露造瘘袋

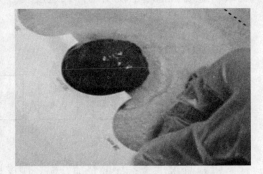
图2-2-39　观察造瘘口和周围皮肤

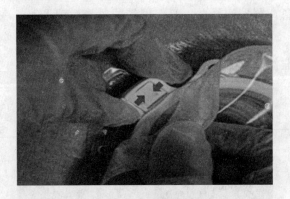
图2-2-40　安装造瘘袋

步骤4：整理。

整理老年人衣服和盖被，协助其取舒适卧位。整理用物，放回原处。洁净双手。

步骤5：记录报告。

（1）详细记录检查内容和结果。

（2）发现异常情况，及时汇报医护人员。

照护记录单

房间号/床：406 室/1 床　姓名：刘某　性别：男　年龄：78 岁

日期	时间	照护内容	签名
2021 年 3 月 3 日	10：00	1. 检查结果 （1）粪便量约 50g （2）造口周围皮肤变红、无破损 （3）老人有腹胀感 2. 照护措施 报告肠道造瘘口检查结果	李某

2. 照护风险防控

（1）操作时，动作轻柔，不可过度用力牵拉造口袋。

（2）操作时，注意观察老年人的情绪，鼓励老年人参加社交活动。

三、二便标本留取的方法

技能操作五

指导或为老年人留取尿液标本

【案例】周某某，女，75 岁，5 年前入住养老院 326 室 1 床。糖尿病史 10 余年，日常生活能够自理。医生开医嘱为周奶奶检查尿常规。养老护理员指导或为老年人留取尿液标本。

1. 操作流程

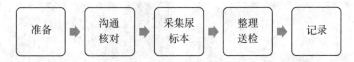

步骤 1：准备。

（1）养老护理员准备：着装整洁，洁净双手，戴口罩。

（2）环境准备：环境整洁，温、湿度适宜，保护好隐私。

（3）用物准备：检验单、尿标本瓶、接尿杯、一次性手套、标签、屏风等。见图 2-2-41。

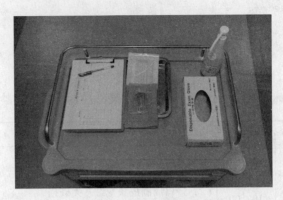

图 2-2-41　用物准备

步骤 2：沟通核对。

（1）核对老年人信息，告知老年人留取尿液标本的目的和操作方法，取得配合。

（2）观察老年人的意识情况和配合程度。

步骤 3：采集尿标本。

（1）评估老年人自理能力。

（2）对于自理老年人，请其排尿前清洁会阴部。见尿后用接尿杯接取 30ml 尿液，装入标本瓶，交给养老护理员。

（3）对于不能自理的老年人，由养老护理员为老年人清洁会阴部。老年女性可在其臀下垫便盆，见尿液流出后用尿杯接取，装入标本瓶中；老年男性可用尿壶接取尿液，见尿液流出后用尿杯接取 30ml 尿液，装入标本瓶中。

（4）留置尿管的老年人，养老护理员用碘伏棉签对导尿管末端消毒，接取尿液标本。

（5）再次核对信息，确认无误。

（6）贴标签。见图 2-2-42 至图 2-2-46。

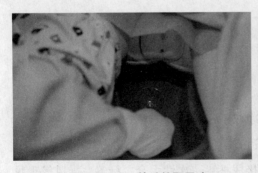

图 2-2-42　协助接取尿液

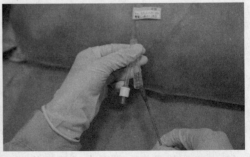

图 2-2-43　给导尿管接口消毒

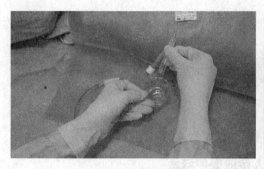

图 2-2-44　接取尿液

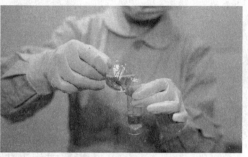

图 2-2-45　将尿液倒入标本瓶

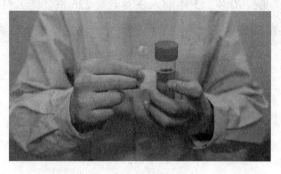

图 2-2-46　贴标签

步骤 4：整理送检。

（1）整理老年人衣服和盖被，协助其取舒适卧位。整理用物，放回原处。

（2）送检。

步骤 5：记录。

洗手、记录。

照护记录单

房间号/床：326 室/1 床　姓名：周某某　性别：女　年龄：75 岁

日期	时间	照护内容	签名
2021 年 3 月 4 日	7：00	1. 周奶奶晨起 7：30 留取第一次尿液 30ml 2.7：40 送检	郑某

2. 照护风险防控

（1）标本收集前，嘱咐老人控制饮水，不要饮浓茶、咖啡等，注意休息。

（2）若采集多位老年人尿标本，容器外应贴有老年人信息、标本名称、日期。

（3）尿液中避免混入粪便、便纸。

（4）留取标本量应符合要求。

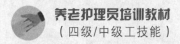 技能操作六

指导或为老年人留取粪便标本

【案例】黄某，男，70岁，5年前入住养老院226室。老人持续腹泻3天，医生开医嘱为黄爷爷检查粪便常规。养老护理员指导或为老年人留取粪便标本。

1. 操作流程

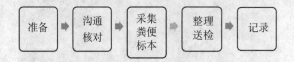

步骤1：准备。

（1）养老护理员准备：着装整洁，洁净双手，戴口罩，戴手套。

（2）环境准备：环境整洁，温湿度适宜，保护好隐私。

（3）用物准备：检验单、粪便标本瓶、便盆、标签、一次性手套、屏风等。见图2-2-47。

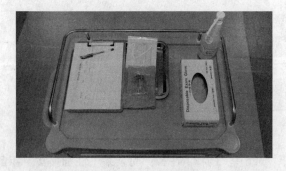

图2-2-47　用物准备

步骤2：沟通核对。

（1）核对老年人信息，告知老年人留取粪便标本的目的和操作方法，取得配合。

（2）观察老年人的意识情况和配合程度。

步骤3：采集粪便标本。

（1）评估老年人自理能力。

（2）对于自理老年人，请其排空膀胱，在清洁的便盆内排便后，取粪便标本。

（3）对于不能自理的老年人，由养老护理员协助排便，排便后取粪便标本。

（4）常规标本在粪便中央或黏液脓血部分取 5g；培养标本可用无菌棉签在粪便中央或黏液脓血部分取 2~5g。

（5）再次核对信息，确认无误。见图 2-2-48、图 2-2-49。

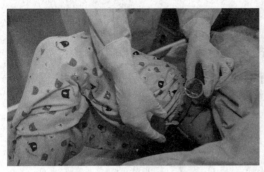 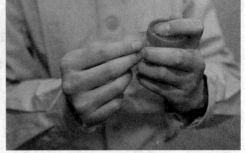

图 2-2-48　协助取粪便标本　　　　　　　图 2-2-49　贴标签

步骤 4：整理送检。

（1）整理老年人衣服和盖被，协助其取舒适卧位。整理用物，放回原处。

（2）送检。

步骤 5：记录。

洗手、记录。

照护记录单

房间号：226 室　　姓名：黄某　　性别：男　　年龄：70 岁

日期	时间	照护内容	签名
2021 年 3 月 5 日	7：00	1. 黄爷爷晨起 7：30 排便，留取带有黏液脓血粪便约 5g 2.7：40 送检	王某

2. 照护风险防控

（1）若采集多位老年人粪便标本，容器外应贴有老年人信息、标本名称、日期。

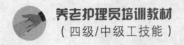

（2）粪便中避免混入尿液、便纸。

（3）留取标本量应符合要求。

四、陪同就医

技能操作七

陪同老年人就医

【案例】王某，女，78岁，居住在安心小区×幢×室。糖尿病10余年，近期感觉腿脚麻木，女儿为老人预约某医院门诊内分泌科就诊服务，并预约陪同就医服务。

1. 操作流程

步骤1：沟通准备。

与老年人或家属取得联系，沟通就医服务事项，包括：

（1）老年人病史、过敏史、活动能力，就医需求；

（2）就医时间，是否需要预约挂号；

（3）核对住址，确定接送方式；

（4）是否需要轮椅、拐杖等辅助服务设备。

根据沟通结果准备物品、联系车辆。

步骤2：接老人就医。

（1）上门签订《陪同就医服务协议书》。

（2）提醒老年人携带必要的就医资料和物品，包括：身份证、医保卡、病历和过往检查资料；急救药、必要的食品和水杯、保暖或防暑用品。

步骤3：陪同诊疗。

（1）挂号、取号。到达医院后安排老人在合适的座位等候就诊；帮助老年人办理缴费、取号等服务。

（2）就诊。陪同老人到相关诊室就诊，必要时协助老人陈述病情，详细记录医嘱。

（3）检查。帮助或协助老人做好检查准备，帮助老人及时取检查结果，并返回诊室就诊。如检查结果当天不能取，应确定领取报告时间，与老人或其家属确定是否要求代为领取。检查项目如在就医约定时间外进行，应告知老人或家属，根据其要求预约，详细记录相关检查项目、检查时间、检查地点和注意事项。

（4）治疗。陪同老人携带治疗单到相应科室治疗，如康复治疗、打针、输液等；密切关注老人在治疗过程中的反应，如遇异常及时反馈给医护人员及其监护人；帮助老人取药，详细记录药物名称、用法用量、保存方法等；如医嘱需住院治疗，及时通知老人或家属，老人或家属同意入院后，协助老人办理住院手续。

步骤4：送老人返回。

（1）按约定接送方式送老人回住所。将就诊携带的物品、诊疗资料和单据、药物等当面清点并移交老人及其家属。

（2）向老人及其家属复述医嘱。如老人不具备理解医嘱的能力及家属不在现场的情况下，应将医嘱以语音或书面的形式告知老人及家属。

（3）应与老人或家属签字确认服务结束。

步骤5：记录报告。

（1）记录。

（2）建立陪同就医服务档案，内容包括但不限于：就医时间、就医地点、就医陪同人员、就医资料、药品、医嘱等，档案保管不少于5年。

重点动作说明：

（1）王奶奶患有糖尿病10余年，无食物、药物过敏史，走路腿脚无力，有跌倒史，需前往医院就诊并进行抽血检查等。家属已预约7月3日某医院门诊内分泌科就诊服务。使用出租车接送，需要轮椅。

（2）用轮椅推老人前往内分泌科就诊，记录医生医嘱。

（3）用轮椅推老年人前往检查室检查，确认取检查结果时间。

（4）帮助老人取药，记录药物名称、用法用量、保存方法等，例如："盐酸二甲双胍片，1片/次，3次/日，口服，餐中或餐后服用，密封保存。"

（5）联系出租车，送老年人返回。

（6）整理单据、药物，列出清单，移交家属；向家属复述医嘱，告知家属取剩余检查报告时间、复诊时间。

（7）请老人或家属签字确认结束服务。预约下一次服务时间、内容。

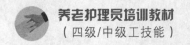

<h1 style="text-align:center">照护记录单</h1>

照护对象住址：安心小区×幢×室　姓名：王某　性别：女　年龄：78 岁

日期	时间	照护内容	签名
2021 年 7 月 3 日	7：30	1. 与老人女儿签署陪同就医服务协议 2. 7：30 送王奶奶前往某医院门诊内分泌科就诊 3. 血糖检查报告已取，糖化血红蛋白检查报告 3 天后取，已与家属交接 4. 帮助取药盐酸二甲双胍片 4 盒，已交给家属 5. 就诊过程中，老人无不适	周某

2. 照护风险防控

（1）就医过程中需要全程观察老年人的身体状况，保证安全。

（2）就医过程中，应协助解决老人的基本生理或生活需求，协助老人妥善保管证件及贵重物品。

（3）若有突发事件，及时联系老人家属、呼叫医务人员、联系单位请求支援。

（4）对老人的个人信息、诊疗信息保密。

五、协助照护Ⅱ度压疮的老年人

技能操作八

协助对Ⅱ度压疮的老年人进行照护

【案例】王某，男，88 岁，3 年前入住养老公寓 502 室。高血压 10 余年，5 年前发生脑梗死，脑梗后老人言语不清；骶尾部发生压疮 3 月余，双下肢屈曲，无法自己移动或翻身，消瘦，皮肤薄；骶尾部压疮 3cm×4cm，呈开放性，100% 红色。养老护理员协助进行压疮照护。

1. 操作流程

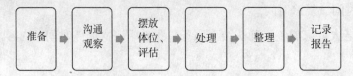

准备 ➡ 沟通观察 ➡ 摆放体位、评估 ➡ 处理 ➡ 整理 ➡ 记录报告

步骤1：准备。

（1）环境准备：环境整洁，温、湿度适宜，保护好隐私。

（2）养老护理员准备：着装整洁，洁净双手，戴口罩。

（3）用物准备：体位垫、碘伏、换药物品、无菌注射器、敷料、尺子等。见图2-2-50。

（4）老年人平卧于床上。

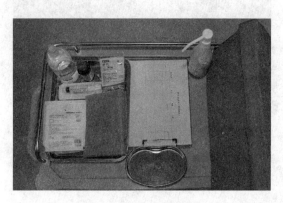

图2-2-50　用物准备

步骤2：沟通观察。

（1）核对老年人信息，向老年人解释操作的目的和方法，取得配合。

（2）观察老年人的意识情况和配合程度。

步骤3：摆放体位、评估。

（1）松开盖被，协助老年人改变体位，暴露压疮部位。

（2）观察压疮大小、颜色等，询问老年人有无不舒服，判断压疮程度。见图2-2-51。

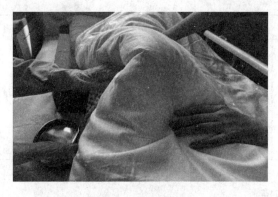

图2-2-51　观察压疮

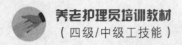

步骤4：处理。

（1）协助医护人员清洗压疮部位，用0.5%的碘伏消毒创面及其周围的皮肤。

（2）如果出现直径>2cm的水疱，请医护人员采用无菌注射器将水疱内的液体抽出，浮皮完整保留；若水疱<2cm，不做处理，水疱可自行吸收。见图2-2-52。

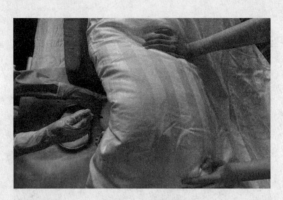

图2-2-52　消毒

步骤5：整理。

整理老年人衣服和盖被，协助其取舒适卧位。整理用物，放回原处。

步骤6：记录报告。

（1）洗手，记录（压疮部位、大小、程度、处理措施、老年人的感受）。

（2）发现异常情况及时报告。

照护记录单

房间号：502室　姓名：王某　性别：男　年龄：88岁

日期	时间	照护内容	签名
2021年3月6日	9：00	1. 观察结果：压疮3cm×3.5cm，红色，Ⅱ度压疮 2. 照护措施 （1）协助护士用生理盐水清洗疮面，用碘伏消毒液消毒 （2）为王爷爷摆放左侧卧位 （3）王爷爷无不适	刘某

2. 照护风险防控

（1）若压疮护理使用敷料，每次更换敷料时评估和检查压疮部位有无好转，不宜频繁揭除敷料，干扰伤口修复；每日观察敷料外观及周围皮肤有无浸渍。

（2）压疮的照护措施分为局部照护和全身照护，照护措施应根据老年人具体情况进行评估再确定。

（3）对于已有Ⅱ度压疮的老年人，需要避免进一步受压加重、加深局部损伤，也需要预防出现新的压疮。

第五节　感染防控

学习要点

1. 预防老年人常见传染病
2. 对接触感染的老年人进行床旁消毒隔离

预防老年人常见传染病包括老年人自我防护及养老机构采取预防和隔离措施。老年人自我防护措施参照养老护理员高级培训教材，本节重点介绍养老机构采取预防和隔离的措施。

一、老年人常见传染病的预防

技能操作一

预防老年人常见传染病

【案例】刘某，男，85岁，8年前入住养老机构304室。高血压10余年，冠心病8年，元旦期间家属接老人返家过节，今日返回机构。入院时，护理员为老人测额温，温度为37.7℃，老人咳嗽、流鼻涕、头痛，精神萎靡，询问家属得知老人家属近期均有感冒症状，查询24小时新型冠状病毒核酸结果，结果为阴性。养老护理员立即报告，采取隔离措施。

1. 操作流程

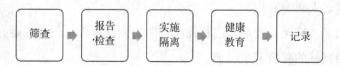

筛查 ➡ 报告·检查 ➡ 实施隔离 ➡ 健康教育 ➡ 记录

步骤 1：筛查。

（1）老年人入院时，进行体温测量。

（2）观察老年人有无常见传染病症状。

（3）采取防护措施。

步骤 2：报告检查。

（1）报告：向医生和部门主管汇报老年人姓名、症状、24 小时新型冠状病毒核酸结果、目前隔离措施。

（2）检查：确认是何种传染病，告知家属。

步骤 3：实施隔离。

（1）根据传染病特征准备隔离物品，采取相应隔离措施，实施前向老人和家属说明。

（2）密切观察老年人病情变化，及时报告。

步骤 4：健康教育。

（1）向老年人介绍流行性感冒的病因、表现、传播途径、预防方法、隔离期等。

（2）鼓励老年人进行体育锻炼，增强体质。

（3）向老人介绍预防呼吸道传染病相关的生活习惯。

步骤 5：记录。

记录老年人症状、检查结果、处理措施。

重点动作说明：

（1）按照老年人入院程序进行体温测量。

（2）老人有发热、咳嗽、流鼻涕等呼吸道感染表现。家属近期均有同样症状。观察老人呼吸情况，为老人佩戴口罩，送老人进入隔离观察点。

（3）经检查，老人患有流行性感冒。

（4）采用呼吸道隔离措施：老人入住隔离房间，隔离房间通向过道的门窗关闭；老人离开居室时需佩戴口罩，养老护理员进入老年人居室时佩戴口罩，并保持口罩干燥；为老年人准备专用的痰杯，口、鼻分泌物须经消毒处理后方可丢弃；老年人居室内空气用消毒液喷洒或紫外线照射消毒，每天 1 次。

（5）观察老人病情变化。

（6）根据老人情况，鼓励其进行强度适中的体育锻炼，例如快走、广场舞等。

（7）介绍良好的呼吸卫生习惯。

照护记录单

房间号：304 室　　姓名：刘某　　性别：男　　年龄：85 岁

日期	时间	照护内容	签名
2021 年 3 月 10 日	9：00	1. 入院检查体温 37.7℃，老人有咳嗽、流鼻涕、头痛现象，精神萎靡，核酸检测结果阴性，近期老人家属均有感冒症状 2. 汇报老人情况并送老人进入隔离观察点 3. 检查结果为流行性感冒，已告知家属和老人 4. 向老人介绍隔离措施、准备隔离物品，送老人入住隔离房间 102。老人无不适	徐某

2. 照护风险防控

（1）关注传染病病情变化时，做好老年人慢性病照护，预防并发症。

（2）照护过程中关注老年人情绪变化，鼓励老年人运动或者做感兴趣的娱乐活动以转移注意力。

二、老年人常见传染病的床旁隔离

技能操作二

对接触感染的老年人进行床旁消毒隔离

【案例】李某，女，69 岁，309 室 1 床，老年人诊断为细菌性痢疾。请养老护理员对感染的老年人进行床旁消毒隔离。

1. 操作流程

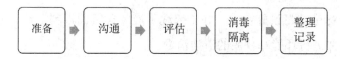

步骤 1：准备。

（1）养老护理员准备：着装整洁，洁净双手，戴口罩和手套，根据需要穿隔离衣。

（2）老年人准备：老年人平卧于床上。

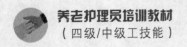
（3）环境准备：环境整洁，温、湿度适宜。

（4）用物准备：记录单、笔、手套、口罩、标签贴、装有消毒液的水盆、抹布等，必要时准备隔离衣。见图 2-2-53。

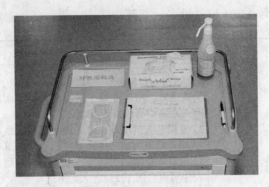

图 2-2-53　用物准备

步骤 2：沟通。

核对老年人信息，向老年人解释操作的目的及注意事项，征得老年人的同意。

步骤 3：评估。

评估老年人的意识情况和配合程度。

步骤 4：消毒隔离。

（1）调整环境：根据老年人感染的病源级别让老年人独居一室，或将老年人的床单位安置在房间的一角，床间距离大于 1.5m。

（2）做好标识：在房门和老年人床头卡处贴隔离标识，提醒无关人员勿入；诊疗类用物（如体温计、血压计、听诊器等）放在房间指定地点，专人专用，并在用物上做好标识；生活类用物（如水杯、餐具、毛巾、水盆、指甲剪、便器、生活垃圾桶等）放在房间指定地点，专人专用，并在用物上做好标识；休闲娱乐类用物（如手机、书报、笔、棋盘等）放在房间指定地点，专人专用，并在用物上做好标识。

（3）备好床旁消毒设施：准备好床旁洗手液、含氯消毒剂、消毒专用抹布、水盆等消毒用品并进行环境和物品的清洁消毒。

（4）心理支持：密切关注老年人的心理状态，及时给予心理支持；向老年人讲解隔离的要求，耐心回答老年人的疑问；可通过视频聊天等方式让老年人保持与家属及亲友之间的联系。见图 2-2-54 至图 2-2-56。

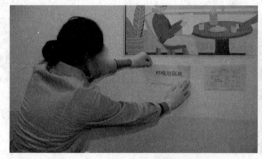
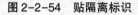

图 2-2-54　贴隔离标识

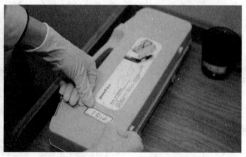

图 2-2-55　贴物品标识

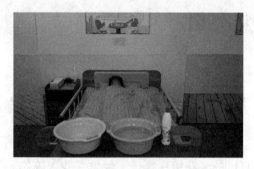

图 2-2-56　备好床旁消毒设施

步骤 5：整理记录。

整理用物，放回原处。脱手套，洁净双手；脱口罩，记录床旁消毒隔离的时间及老年人的感受和反应。

照护记录单

房间号/床：309 室/1 床　姓名：李某　性别：女　年龄：69 岁

日期	时间	照护内容	签名
2021 年 11 月 10 日	10：00	为老年人进行床旁消毒隔离，老年人无不适	郭某

2. 照护风险防控

（1）操作过程遵守隔离的要求。

（2）隔离期间，做好传染病照护，促进老年人康复。

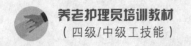

第六节　失智照护

学习要点

1. 识别和应对失智老年人的常见异常行为

2. 识别定向力障碍老年人的异常行为并采取应对措施

一、识别和应对失智老年人的常见异常行为

技能操作一

识别和应对失智老年人的常见异常行为

【案例】陈某，女，75岁，家住绿博园小区×幢×室。2年前出现记忆力减退、反应迟钝，总是忘记自己的老花镜在哪里，经常寻找。陈奶奶平时喜欢用收音机听京剧，与老伴共同居住，日常生活由老伴及养老护理员照顾。请养老护理员识别老年人异常行为，并提出应对建议。

1. 操作流程

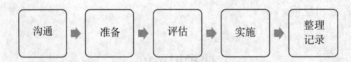

步骤1：沟通。

（1）与老年人和家属确认上门服务时间、照护员、照护任务。

（2）向老年人和家属解释操作目的及注意事项，征得老年人和家属的同意。

步骤2：准备。

（1）养老护理员准备：着装整洁，穿鞋套，洁净双手。

（2）老年人准备：老人坐位，处于放松状态。

（3）环境准备：环境整洁，温湿度适宜。

（4）用物准备：报纸、记录单、笔、彩笔、白纸、工作证、洗手液等。见图2-2-57。

步骤3：评估。

（1）评估老人家庭环境、光线和照明情况。

（2）评估老人视力情况。见图2-2-58。

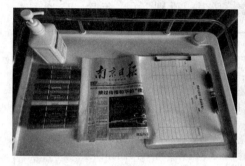

图2-2-57　用物准备　　　　　　图2-2-58　评估视力

（3）询问老人每日佩戴老花镜的习惯、经常活动的区域。

（4）与老人一起分析容易放置老花镜的位置。

步骤4：实施。

（1）建议将老花镜放在老人每日经常活动的位置，例如收音机旁。征得老人同意后实施。

（2）与老人共同使用彩笔画出眼镜图案作为记号，请老人贴在眼镜放置处。见图2-2-59、图2-2-60。

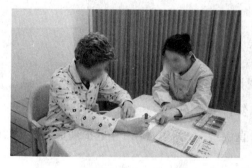
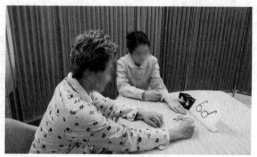

图2-2-59　画记号图　　　　　　图2-2-60　贴记号图

步骤5：整理记录。

整理用物，放回原处。洁净双手，记录。

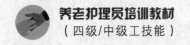

照护记录单

照护对象住址：绿博园小区×幢×室　姓名：陈某　性别：女　年龄：75 岁

日期	时间	照护内容	签名
2021 年 3 月 7 日	9：00	1. 确认异常行为：记忆力下降 2. 视力：陈奶奶看不清报纸大标题 3. 佩戴习惯：每日看电视、倒开水时需佩戴老花镜 4. 陈奶奶经常在客厅活动。征得陈奶奶同意，将陈奶奶老花镜放置在收音机旁，并共同制作图案标记	林某

2. 照护风险防控

（1）评估时应尽可能使用闭合性问题进行提问。

（2）倾听应认真，观察应仔细。

（3）养老护理员提出的改进建议应符合老年人习惯并切实可行。

二、识别定向力障碍老年人的异常行为并采取应对措施

技能操作二

识别定向力障碍老年人的异常行为并采取应对措施

【案例】周某，男，82 岁，半年前出现记忆力下降明显，记不清时间与地点，已走失过两次。两天前，因认知障碍加重入住护养院 502 号房间。现在只记得自己和女儿。周爷爷不愿意回自己房间，嘴里一直说："要回家。"请养老护理员判断老年人异常行为并进行应对。

1. 操作流程

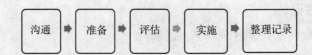

步骤 1：沟通。

向老年人和家属解释操作的目的及注意事项，征得老年人的同意。

步骤2：准备。

（1）环境准备：环境整洁，温、湿度适宜。

（2）养老护理员准备：着装整洁，洁净双手。

（3）用物准备：老年人常用物品、相册，记录单、笔等。见图2-2-61。

（4）老年人准备：老年人坐位，处于放松状态。

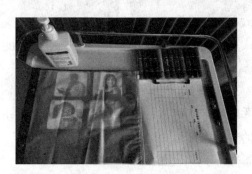

图2-2-61　用物准备

步骤3：评估。

评估老年人时间定向、空间定向、人物定向。

步骤4：实施。

（1）布置环境。

①与老年人共同看家庭环境照片，询问老年人的喜好。

②征得老年人同意，为其布置卧室环境。

③标记：将老年人常用物品按照家里位置摆放在卧室。在卧室门上、床边贴上老年人常用物品或者照片。

④用与墙面同色布帘掩盖楼层出入口。

⑤在卧室床对面放置时钟，方便老年人看时间。见图2-2-62至图2-2-65。

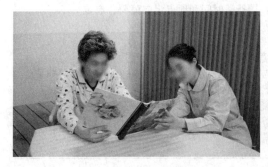

图2-2-62　看照片

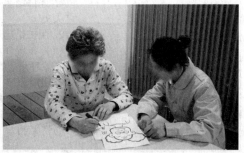

图2-2-63　画自画像

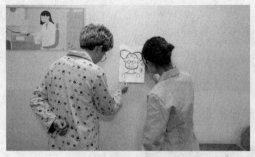

图 2-2-64　贴自画像

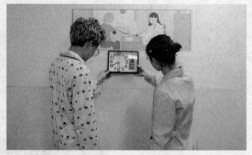

图 2-2-65　放置时钟

（2）熟悉环境。

①向老人介绍养老机构中活动室、交往空间的位置，辅具的使用方法。

②介绍周围入住的老年人。

步骤 5：整理记录。

（1）整理用物，放回原处。

（2）洁净双手，记录。

重点动作说明：

（1）评估结果：老年人时间定向、空间定向受损，不适应院内环境。

（2）照护措施：为老年人提供熟悉的环境，增加老年人安全感，采取防止老年人走失的措施。

照护记录单

房间号：502 室　姓名：周某　性别：男　年龄：82 岁

日期	时间	照护内容	签名
2021 年 3 月 6 日	9：00	1. 评估结果：周爷爷时间和地点定向障碍，有走失史 2. 照护措施 （1）布置环境：与周爷爷一起看家里照片，为其布置环境；与周爷爷一起画自画像，贴在床边；在床对面墙上悬挂时钟 （2）介绍环境：为周爷爷介绍楼层环境和其他老人，引导周爷爷参加活动，周爷爷愿意回房间，心情平和	郑某

2. 照护风险防控

（1）养老护理员提出的改进建议应符合老年人习惯并切实可行。

（2）布置环境后观察老人的适应情况，反思工作需要改进之处。

（3）及时进行心理疏导，舒缓老年人焦虑情绪。

第七节　安宁服务

学习要点

1. 对临终老年人提供沟通和陪伴

2. 遗体清洁、遗物整理

3. 终末消毒

一、临终老年人的照护

技能操作一

对临终老年人提供沟通和陪伴

【案例】孙某，女，75 岁，801 室 1 床，肺癌晚期病情恶化，预计生存时间 1 个月。请养老护理员陪伴老人并进行沟通交流。

1. 操作流程

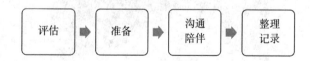

步骤 1：评估。

（1）和老年人打招呼。

（2）自我介绍。

（3）评估老年人的意识状态、精神状况是否适宜进行沟通。

步骤 2：准备。

（1）环境准备：房间安静整洁，温、湿度适宜，舒适无异味。见图 2-2-66。

（2）养老护理员准备：衣着整洁，洗净双手。

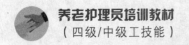

（3）老年人准备：取舒适体位，愿意沟通。

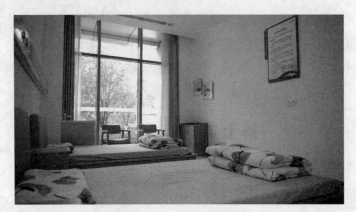

图2-2-66　合适的病房环境

步骤3：沟通陪伴。

（1）护理员耐心与老年人沟通，主动关心了解其感受，询问是否有不适。

（2）沟通过程中适当注视老年人的眼睛，握住老年人的手，使用此类肢体语言来安抚老年人。

（3）鼓励老年人倾诉内心感受，耐心倾听，并适时回应，表示理解和支持。

（4）通过沟通了解老年人目前状况和需求，尽量满足其合理要求。见图2-2-67。

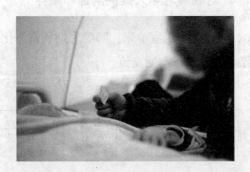

图2-2-67　陪伴安抚老年人

步骤4：整理记录。

（1）协助老年人取舒适体位。

（2）清洗双手，记录与老年人的沟通时间、沟通内容等。

重点动作说明：

（1）尊重老年人，称呼要礼貌，要靠近老年人耳边打招呼，声音不能过大。

（2）与老年人沟通要认真且有耐心。

（3）注意在过程中使用抚触、眼神接触等非语言技巧。

（4）向老年人传递关心、爱心。

照护记录单

房间号/床 801室1床 姓名：孙某 性别：女 年龄：75岁

日期	时间	照护内容	签名
2021年1月7日	9：00	陪伴老人说话，询问老人需求。老人希望儿子能每日来陪伴，又担心影响儿子工作；已经电话联系老人儿子，其表示会每天晚上前来陪伴老人	周某

2. 照护风险防控

（1）沟通的环境安静、整洁、舒适。

（2）对待老年人有爱心、耐心，不触及老年人的伤心事。

（3）合理采用目光接触、触摸、面部表情、适时的沉默等非语言沟通技巧，同时关注老年人的非语言信息。

二、善终照护

技能操作二

遗体清洁

【案例】孙某，女，75岁，801室1床，肺癌晚期病情恶化于2月15日14时12分去世。请养老护理员为老人进行遗体清洁。

1. 操作流程

沟通 → 准备 → 清洁遗体 → 覆盖大单 → 整理用物 → 遗体告别 → 记录

步骤1：沟通。

医生判断老年人死亡后，护理员和亲属或寄养单位取得联系，解释遗体清洁的目的及注意事项，并征得亲属的同意。

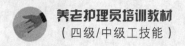
步骤 2：准备。

（1）环境准备：整洁、明亮，关闭门窗。

（2）养老护理员准备：着装整洁，洗手，戴口罩、戴手套。

（3）物品准备：尸体鉴别卡、棉球、脸盆、毛巾、温水、寿衣、梳子、包尸单；如有伤口，准备换药盘、敷料、胶布等；如去世老年人有传染病，需要准备隔离衣、消毒液、手套等防护用具。见图 2-2-68。

尸体鉴别卡
姓名　　　性别　　　年龄　　　籍贯
地址
入院号　　　床号　　　诊断
病故时间　年　月　日，上、下午　时　分
料理者
老人院

图 2-2-68　尸体鉴别卡

步骤 3：清洁遗体。

（1）携用物至逝者床旁，向亲属再次解释，拉上围帘或屏风遮挡。

（2）摇平床头，使逝者处于仰卧位，双臂置于身体两侧，头下垫枕头。

（3）撤除各种治疗用物，如输液管、胃管、导尿管及各种引流管等。拔除前应抽尽管内容物，拔出后告知医护人员予以缝合伤口，覆盖纱布，有伤口者更换敷料，胶布的痕迹可以使用医用酒精，浸泡一会后用毛巾擦拭。

（4）闭合双眼，如眼睛不能闭合，可轻轻提起上眼睑，将浸润的棉花置于眼穹隆部使其下垂闭合。

（5）为逝者梳理头发，使头发整齐无打结。

（6）脱去逝者衣服，用清水毛巾擦洗逝者脸、上肢、胸、腹、背、臀、下肢，使皮肤干净，无污渍。

（7）用棉球（或大团棉花）填塞口咽、双鼻孔、双耳孔、阴道及肛门。

（8）为逝者穿寿衣。

步骤 4：覆盖大单。

将大单覆盖于遗体上，露出头部，大单上贴尸体鉴别卡。

步骤 5：整理用物。

倾倒水盆，摘下口罩，脱下手套，装入医用黄色垃圾袋内，清洗双手。

步骤 6：遗体告别。

养老护理员与家属一同向遗体告别。

步骤 7：记录。

根据死亡证明，记录死亡时间，填写相关文件。

重点动作说明：

（1）清洁开始前注意征得家属同意和配合。

（2）戴好口罩、手套，做好自身防护。

（3）头下垫枕头，防止因面部充血而变色。

（4）注意保护老年人隐私。

（5）尽量保持老人面容安详、整洁、干净。

（6）注意外观上不可露出棉花。

照护记录单

房间号/床：801 室 1 床　　姓名：孙某　　性别：女　　年龄：75 岁

日期	时间	照护内容	签名
2021 年 2 月 15 日	18：00	14：12 老人去世，在征得老人儿子同意后为老人进行遗体清洁、穿寿衣，向遗体告别	李某

2. 照护风险防控

（1）遗体清洁必须在医师开出死亡通知，并得到亲属同意后方可进行。

（2）应该尽快进行遗体清洁，以防尸体僵硬，不好操作。

（3）遗体清洁要尊重亲属要求和民族习惯。

（4）传染病老年人的遗体应用消毒棉球（或大团纱布）填塞各孔道，尸单包裹后装入不透水的袋中，并做传染病标识。

（5）尽可能保持老年人原本模样。

技能操作三

遗物整理

【案例】孙某，女，75 岁，801 室 1 床，肺癌晚期病情恶化已去世。请养老护

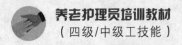
理员为老人整理遗物。

1. 操作流程

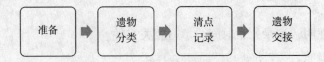

准备 → 遗物分类 → 清点记录 → 遗物交接

步骤1：准备。

（1）环境准备：整洁、明亮。

（2）养老护理员准备：着装整洁，洗手，戴口罩和手套。

（3）物品准备：记录单、笔。

步骤2：遗物分类。

两名以上养老护理员将老年人遗物分类放置并清点。

（1）一般物品。

①衣物类：清洁衣物叠放整齐。

②书籍类：书籍码放整齐。

③用品类：清洗干净，叠放整齐。

（2）贵重物品类：遗嘱、钱财或首饰等。

步骤3：清点记录。

（1）一般物品由一人整理遗物并读出物品名称；另一人洗净双手后进行记录，两人签全名。

（2）贵重物品应直接由亲属整理，若亲属不在场，由两人清点后登记，暂时交予主管领导保管。

步骤4：遗物交接。

养老护理员将遗物与家属核对并交接，家属在记录单上签全名，记录单保存一年。

照护记录单

房间号/床：801室1床　　姓名：孙某　　性别：女　　年龄：75岁

日期	时间	照护内容	签名
2021年3月7日	9：00	将老年人遗物分类清点，并交给老人儿子，交接单已签字	李某

2. 照护风险防控

（1）遗物需要两人当场清点记录并签名。

（2）遗物交给亲属时亲属需要签名。

（3）遗物记录单保存一年。

三、终末消毒

技能操作四

终末消毒

【案例】孙某，女，75岁，801室1床，肺癌晚期病情恶化已去世。请养老护理员对老人居住房间进行终末消毒。

1. 操作流程

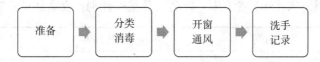

步骤1：准备。

（1）养老护理员准备：着装整洁，洗手，戴口罩和手套。

（2）物品准备：清洁毛巾、拖把、紫外线灯或紫外线车、污物车等；如果逝者有传染病，准备消毒液毛巾、消毒液拖把。

（3）环境准备：整洁明亮，关闭门窗。

步骤2：分类消毒。

（1）拆除床单、被套、枕套，放于污物车上。

（2）摊开棉胎、褥子，竖起床垫、枕芯，打开抽屉和柜门，用紫外线灯照射整个居室30~60分钟。

（3）体温计清水冲洗后放入75%的乙醇溶液中浸泡30分钟消毒；若去世老人患有传染病，则将体温计浸泡在0.2%~0.5%的过氧乙酸溶液或1%的漂白粉溶液中浸泡消毒30分钟。

（4）普通老年人使用的家具表面、墙面、地面进行清水毛巾或拖把擦拭；传染病老年人使用的家具表面、墙面或地面用含250~500mg/L的含氯消毒液毛巾或拖把进行擦拭，若为金属表面，则可使用75%的乙醇溶液进行擦拭。

（5）餐具、脸盆、药杯、便盆等用物，在 0.2%～0.5% 的过氧乙酸溶液或 1% 的漂白粉溶液中浸泡消毒 30 分钟。

步骤 3：开窗通风。

清洁消毒后，开窗通风不少于 30 分钟。

步骤 4：洗手记录。

脱手套，洗手，脱口罩，记录消毒时间。

重点动作说明：

（1）紫外线消毒车要处于完好备用状态。

（2）消毒液或消毒片应在有效期内。

（3）注意充分通风，防止消毒液刺激呼吸道。

照护记录单

房间号/床：801 室 1 床　　姓名：孙某　　性别：女　　年龄：75 岁

日期	时间	照护内容	签名
2021 年 3 月 7 日	9：00	已按要求分类对老人房间进行消毒，老人使用过的非一次性物品也已经消毒	李某

2. 照护风险防控

（1）紫外线灯对人体皮肤和眼睛有刺激，在进行消毒时，护理员应离开房间。

（2）消毒剂对人体有刺激性和腐蚀性，在配制和使用过程中护理员应注意使用口罩、橡胶手套等防护用具。

（3）为了保证消毒效果，消毒液应尽量做到现配现用。

（4）不同类型的消毒剂要避免混合使用，防止产生化学反应。

第三章　康复服务

第一节　康乐活动

学习要点

1. 组织老年人开展文娱性康乐活动
2. 指导老年人使用简易健身器材进行活动
3. 应用音乐、园艺、益智类游戏等活动照护失智老人

一、文娱性康乐活动的开展

技能操作一

引导老年人参与文娱性康乐活动

【案例】张某，女，68岁，301室1床，左侧偏瘫，高血压病史5年。请养老护理员引导张某等老年人参与文娱性康乐活动。

1. 操作流程

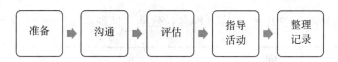

步骤1：准备。

（1）养老护理员准备：着装整洁，洁净双手。

（2）老年人准备：老年人取舒适体位。

（3）环境准备：环境整洁，温、湿度适宜。

（4）用物准备：记录单、笔、毛巾、活动中可能使用到的道具、材料、物品等，如纸牌、麦克风、画笔等，数量根据实际活动人数决定。

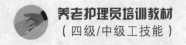

步骤2：沟通。

向老年人解释活动的目的及注意事项，征得老年人的同意。

步骤3：评估。

评估老年人的意识情况和配合程度；评估老年人的肢体活动情况，为老年人测量脉搏和血压。

步骤4：指导活动。

（1）导入活动。养老护理员主动寒暄问候，欢迎每位成员，简短自我介绍、互相介绍，佩戴名牌或桌面放置姓名卡。分享活动当天的日期、天气、节日或重要事件。

（2）热身游戏。组织破冰游戏暖场，帮助活动参与者之间、老年人与养老护理员之间、志愿者之间熟悉，建立友好信任的关系，营造良好的活动氛围。

（3）主题活动。每场文娱康乐活动一定有明确的主题，围绕着核心主题，可分成2~3个相关的子活动，活动难度由简入繁。在活动过程中，为老年人介绍活动目标、展示活动道具、介绍活动规则、做好重点活动环节的示范，并在老年人觉得有困难和困惑的地方进行帮助指导。

（4）结束活动。请各位老年人分享活动的感受，合影留念，发放礼物等。养老护理员做好活动的全程记录，收集活动反馈，预告下一次活动内容。

步骤5：整理记录。

整理用物，放回原处。洁净双手，记录活动情况以及老年人的感受和表现。

照护记录单

房间号/床：301室/1床　　姓名：张某　　性别：女　　年龄：68岁

日期	时间	照护内容	签名
2021年3月7日	9：00	引导老年人参与文娱性康乐活动，老年人无不适	刘某

2. 照护风险防控

（1）根据实际情况制订活动计划。

（2）指导老年人活动时要遵守循序渐进、从易到难的原则。

（3）密切关注老年人的感受和反应，如有不适，应立即停止活动并及时上报。

二、指导老年人使用简易健身器材进行活动

指导老年人使用简易健身器材进行活动

【案例】张某，女，68岁，301室1床，四肢活动良好，高血压病史5年。请养老护理员指导老年人使用简易健身器材进行活动。

1. 操作流程

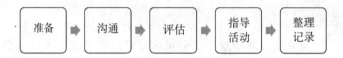

步骤1：准备。

（1）养老护理员准备：着装整洁，洁净双手。

（2）老年人准备：老年人取舒适体位。

（3）环境准备：环境整洁，温、湿度适宜。

（4）用物准备：记录单、笔、毛巾。

步骤2：沟通。

向老年人解释操作的目的及注意事项，征得老年人的同意。

步骤3：评估。

评估老年人的意识情况和配合程度；评估老年人的肢体活动情况，为老年人测量脉搏和血压。

步骤4：指导活动。

（1）养老护理员向老年人讲解简易健身器材的使用方法并示范。

（2）养老护理员指导老年人做热身运动5~10分钟。

（3）养老护理员协助老年人使用简易健身器材，在老年人旁边保护老年人，带领老年人使用简易健身器材进行活动。见图2-3-1、图2-3-2。

（4）活动中注意观察老年人反应，发现厌烦、劳累，要及时调整体位或停止活动，并及时帮助其喝水或擦去汗水。对良好表现及时提出表扬和鼓励，以维持活动的兴趣和信心。

（5）根据老年人情况及活动计划，可于适当时间结束活动。休息之前，做放松运动。

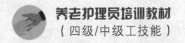
（6）再次为老年人测量脉搏和血压。

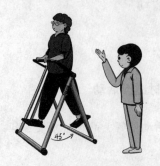

图 2-3-1　指导使用漫步机活动

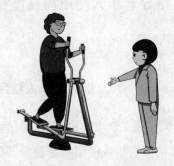

图 2-3-2　指导使用椭圆机活动

步骤5：整理记录。

整理用物，放回原处。洁净双手，记录活动情况以及老年人的感受和表现。

照护记录单

房间号/床：301 室/1 床　姓名：张某　性别：女　年龄：68 岁

日期	时间	照护内容	签名
2022 年 5 月 2 日	15：00	指导老年人使用简易健身器材进行活动，活动时间30分钟，运动后10分钟脉搏和血压恢复正常，老年人无不适	徐某

2. 照护风险防控

（1）老年人用健身器材健身的时候一定要注意安全，根据实际情况制订健身计划，避免因为盲目运动造成运动损伤。

（2）指导老年人活动时要遵守循序渐进、从易到难的原则。

（3）密切关注老年人的感受和反应，如有不适，应立即停止活动并及时上报。

三、应用音乐、园艺、益智类游戏等活动照护失智老年人

技能操作三

引导老年人参与音乐活动

【案例】张某，女，68 岁，301 室 1 床，左侧偏瘫，高血压病史 5 年。请养老护

理员引导张某等老年人参与音乐活动。

1. 操作流程

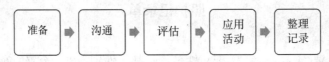

步骤1：准备。

（1）养老护理员准备：着装整洁，洁净双手。

（2）老年人准备：老年人取舒适体位。

（3）环境准备：环境整洁，温、湿度适宜。

（4）用物准备：根据活动类型选择合适的活动器材、毛巾等。

步骤2：沟通。

向老年人解释操作的目的及注意事项，征得老年人的同意。

步骤3：评估。

评估老年人的意识情况和配合程度；评估老年人的肢体活动情况、认知能力。

步骤4：应用活动。

（1）协助老年人到活动室，与其他老年人一起，坐在椅子上。

（2）养老护理员进行讲解并示范活动的名称及配合的步骤。

（3）询问并确定老年人是否明白活动规则，指导老年人遵照规则活动。

（4）活动过程中注意观察老年人的反应，如发现其厌烦、劳累，应及时调整活动方式或停止活动；对老年人的良好表现及时提出表扬和鼓励，维持进行游戏活动的兴致。

（5）根据老年人的情况及训练计划，可于适当时间结束活动。

（6）指导老年人做放松活动，安排喝水、休息。见图2-3-3。

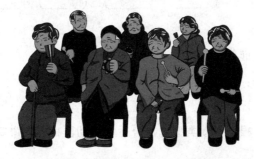

图2-3-3 应用音乐活动照护老年人

步骤5：整理记录。

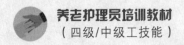

整理用物，放回原处。洁净双手，记录活动情况以及老年人的感受和表现。

照护记录单

房间号/床：301 室/1 床　姓名：张某　性别：女　年龄：68 岁

日期	时间	照护内容	签名
2022 年 2 月 3 日	15：00	应用音乐活动照护张奶奶，老年人无不适	郭某

2. 照护风险防控

（1）音乐声音不宜太大，能让老年人听见为宜。

（2）活动中注意与老年人互动交流，必要时，可加入肢体语言和面部表情等非语言沟通技巧，以便于让老年人更快地接收到需要传递的信息。

（3）活动过程中注意保护老年人的安全。

技能操作四

引导老年人参与园艺活动

【案例】张某，女，68 岁，301 室 1 床，左侧偏瘫，高血压病史 5 年。请养老护理员引导张某等老年人参与园艺活动。

1. 操作流程

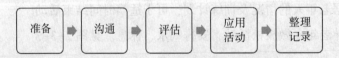

步骤 1：准备。

（1）养老护理员准备：着装整洁，洁净双手。

（2）老年人准备：老年人取舒适体位。

（3）环境准备：环境整洁，温、湿度适宜。

（4）用物准备：根据活动类型选择合适的活动器材、毛巾等。

步骤 2：沟通。

向老年人解释操作的目的及注意事项，征得老年人的同意。

步骤 3：评估。

评估老年人的意识情况和配合程度；评估老年人的肢体活动情况、认知能力。

步骤4：应用活动。

（1）协助老年人到活动室，与其他老年人一起，坐在椅子上。

（2）养老护理员进行讲解和示范活动名称和配合的步骤。

（3）询问并确定老年人是否明白活动规则，指导老年人遵照规则活动。

（4）活动过程中注意观察老年人的反应，如发现其厌烦、劳累，应及时调整活动方式或停止活动；对老年人的良好表现及时提出表扬和鼓励，维持其进行游戏活动的兴致。

（5）根据老年人的情况及训练计划，可于适当时间结束活动。

（6）指导老年人做放松活动，安排喝水、休息。见图2-3-4。

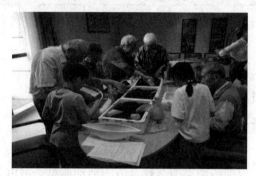

图2-3-4 应用园艺活动照护老年人

步骤5：整理记录。

整理用物，放回原处。洁净双手，记录活动情况以及老年人的感受和表现。

照护记录单

房间号/床：301室/1床　姓名：张某　性别：女　年龄：68岁

日期	时间	照护内容	签名
2022年2月4日	15：00	应用园艺活动照护张奶奶，老年人无不适	林某

2. 照护风险防控

（1）根据老年人的喜好选择园艺活动的形式。

（2）活动中注意与老年人互动交流，必要时，可加入肢体语言和面部表情等非

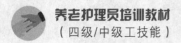
语言沟通技巧，以便于让老年人更快地接收到需要传递的信息。

（3）活动过程中注意保护老年人的安全。

技能操作五

引导老年人参与益智类游戏

【案例】张某，女，68 岁，301 室 1 床，左侧偏瘫，高血压病史 5 年。请养老护理员引导张某等老年人参与益智类游戏。

1. 操作流程

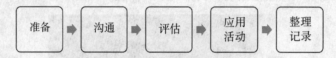

步骤 1：准备。

（1）养老护理员准备：着装整洁，洁净双手。

（2）老年人准备：老年人取舒适体位。

（3）环境准备：环境整洁，温、湿度适宜。

（4）用物准备：根据活动类型选择合适的活动器材、毛巾等。

步骤 2：沟通。

向老年人解释操作的目的及注意事项，征得老年人的同意。

步骤 3：评估。

评估老年人的意识情况和配合程度；评估老年人的肢体活动情况、认知能力。

步骤 4：应用活动。

（1）协助老年人到活动室，与其他老年人一起，坐在椅子上。

（2）养老护理员进行讲解和示范活动名称和配合的步骤。

（3）询问并确定老年人明白活动规则，指导老年人遵照规则活动。

（4）活动过程中注意观察老年人的反应，如发现其厌烦、劳累，应及时调整活动方式或停止活动；对老年人的良好表现及时提出表扬和鼓励，维持其进行游戏活动的兴致。

（5）根据老年人的情况及训练计划，可于适当时间结束活动。

（6）指导老年人做放松活动，安排喝水、休息。见图 2-3-5。

步骤 5：整理记录。

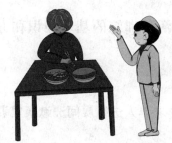

图2-3-5　应用益智类游戏活动照护老年人

整理用物，放回原处。洁净双手，记录活动情况以及老年人的感受和表现。

照护记录单

房间号/床：301室/1床　　姓名：张某　　性别：女　　年龄：68岁

日期	时间	照护内容	签名
2022年2月18日	15：00	应用益智类游戏照护张奶奶，老年人无不适	郑某

2. 照护风险防控

（1）根据老年人的喜好选择益智类游戏的形式。

（2）活动中注意与老年人互动交流，必要时，可加入肢体语言和面部表情等非语言沟通技巧，以便于让老年人更快地接收到需要传递的信息。

（3）活动过程中注意保护老年人的安全。

第二节　功能促进

学习要点

1. 指导老年人进行日常生活活动训练

2. 协助压力性尿失禁老年人进行功能训练

3. 指导老年人使用简易康复器材进行活动或训练

4. 指导老年人进行坐位或站立位平衡训练

5. 指导老年人使用日常生活类辅助器具

6. 根据老年人的身体情况选择适当的助行器、轮椅等辅具

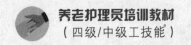

一、老年人日常生活活动训练的基本知识和方法

技能操作一

指导老年人进行晨间洗漱康复训练

【案例】张某，女，68 岁，301 室 1 床，左侧偏瘫，高血压病史 5 年，每日服用降压药。请养老护理员指导老年人进行晨间洗漱康复训练。

1. 操作流程

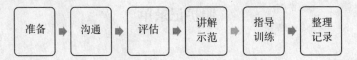

步骤 1：准备。

（1）养老护理员准备：着装整洁，洁净双手。

（2）老年人准备：老年人取舒适体位。

（3）环境准备：环境整洁，温、湿度适宜。

（4）用物准备：记录单、笔、水杯、肥皂、毛巾、润肤油、梳子、脸盆等。

步骤 2：沟通。

向老年人解释操作的目的及注意事项，征得老年人的同意。

步骤 3：评估。

评估老年人的意识情况和配合程度；评估老年人的肢体活动情况。

步骤 4：讲解示范。

（1）协助老年人起床、穿衣服、坐起、穿防滑鞋、转移到盥洗室。

（2）解释洗漱顺序：先漱口，然后洗脸、洗手，再涂润肤油，最后梳头发。

（3）模拟患侧手活动欠灵活，用健侧手带动患侧手，双手配合，按照漱口、洗脸、洗手、涂润肤油、梳头发、照镜子等洗漱顺序，依次示范，直到老年人理解。

步骤 5：指导训练。

（1）指导漱口：指导老年人双手配合，在水杯内盛自来水（天冷时可以用温水），叮嘱老年人喝水漱口。

（2）指导洗脸：指导老年人双手配合拧开水龙头，在脸盆内盛适量水，洗面部，清水冲净皂液，干净毛巾擦干面部。

（3）指导洗手：指导老年人双手配合，在流水下冲净，用毛巾擦干。

（4）指导涂润肤油和梳头发：指导老年人双手配合涂擦润肤油；指导老年人取梳子，对着镜子将头发梳理整齐。

（5）训练清洗用物：指导老年人双手配合洗净毛巾、脸盆等，将物品放回原处备用。

（6）协助老年人走回房间，取舒适体位。与老年人沟通本次训练的感受，预约下次训练的时间。见图2-3-6至图2-3-11。

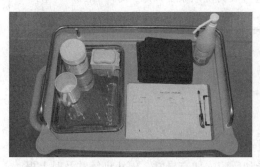

图2-3-6　用物准备

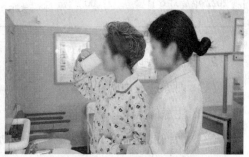

图2-3-7　指导漱口

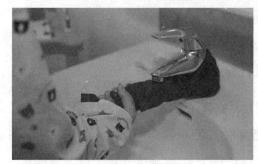

图2-3-8　指导拧毛巾

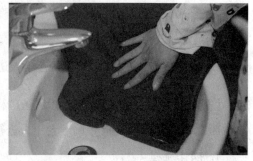

图2-3-9　指导擦健侧手

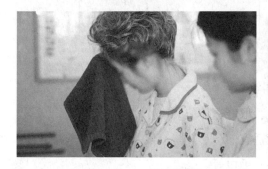

图2-3-10　指导擦脸

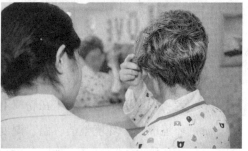

图2-3-11　指导梳头

步骤6：整理记录。

整理用物，放回原处。洁净双手，记录老年人的训练情况、老年人的感受和反应。

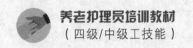

照护记录单

房间号/床：301 室/1 床　姓名：张某　性别：女　年龄：68 岁

日期	时间	照护内容	签名
2022 年 2 月 6 日	7：00	指导老年人进行晨间洗漱康复训练，时间为 30 分钟，老年人无不适	周某

2. 照护风险防控

（1）训练过程中防止跌倒。

（2）注意偏瘫肢体的保护。

（3）训练过程中及时给予老年人鼓励。

（4）训练过程中注意观察老年人的感受和反应，如有异常，停止训练并及时上报。

技能操作二

指导偏瘫老年人进行穿脱衣服训练

【案例】张某，女，68 岁，301 室 1 床，左侧偏瘫，高血压病史 5 年，每日服用降压药。请养老护理员指导偏瘫老年人进行穿脱衣服训练。

1. 操作流程

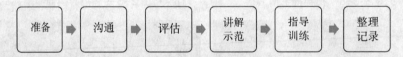

准备 → 沟通 → 评估 → 讲解示范 → 指导训练 → 整理记录

步骤 1：准备。

（1）养老护理员准备：着装整洁，洁净双手。

（2）老年人准备：老年人坐在轮椅上，取舒适体位。

（3）环境准备：环境整洁，温、湿度适宜。

（4）用物准备：记录单、笔、开襟衫、毛巾等。

步骤 2：沟通。

核对老年人信息，向老年人解释操作的目的及注意事项，征得老年人的同意。

步骤 3：评估。

评估老年人的意识情况和配合程度；评估老年人的肢体活动情况。

步骤4：讲解示范。

（1）护理员耐心地向老年人讲解穿脱衣服的每一步操作要点，并为老年人进行正确示范。

（2）告知老年人穿脱衣服训练原则：穿衣服时先穿患侧，脱衣服时先脱健侧。

步骤5：指导训练。

（1）护理员站在老人患侧，指导老年人先将患侧手插入衣袖内，然后用健侧手将衣领拉至患侧肩上。

（2）指导老年人低头，用健侧手由颈后抓住衣领拉向健侧肩，指导将健侧手插入衣袖内。

（3）护理员指导老年人系好纽扣并进行整理。

（4）护理员站在老年人健侧，指导老年人解开衣扣。

（5）将患侧衣领往下拉露出患侧肩部，指导老年人脱出健侧衣袖，用健侧手将患侧衣袖脱出。

（6）协助老年人取舒适体位。与老年人沟通本次训练的感受，预约下次训练的时间。见图2-3-12至图2-3-18。

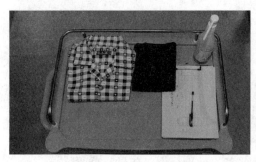

图2-3-12　用物准备

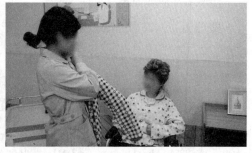

图2-3-13　示范穿脱衣

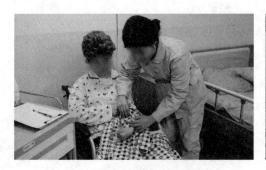

图2-3-14　指导穿患侧衣袖

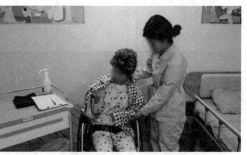

图2-3-15　指导穿健侧衣袖

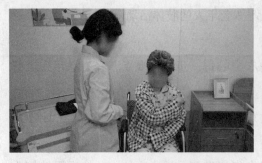
图 2-3-16　指导拉下患侧肩部

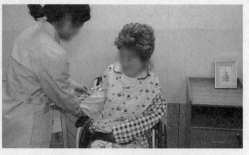
图 2-3-17　指导脱健侧衣袖

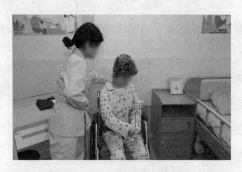
图 2-3-18　指导脱患侧衣袖

步骤 6：整理记录。

整理用物，放回原处。洁净双手，记录老年人的训练情况、老年人的感受和反应。

照护记录单

房间号/床：301 室/1 床　　姓名：张某　　性别：女　　年龄：68 岁

日期	时间	照护内容	签名
2022 年 2 月 7 日	15：00	指导老年人进行穿脱衣服训练，时间为 30 分钟，老年人无不适	刘某

2. 照护风险防控

（1）.训练过程中防止跌倒。

（2）注意偏瘫肢体的保护。

（3）训练过程中及时给予老年人鼓励。

（4）训练过程中注意观察老年人的感受和反应，如有异常，立即停止训练并及时上报。

技能操作三

指导老年人进行床上翻身运动训练

【案例】张某，女，68 岁，301 室 1 床，左侧偏瘫，高血压病史 5 年，每日服用降压药。请养老护理员指导老年人进行床上翻身运动训练。

1. 操作流程

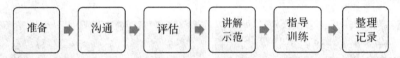

步骤 1：准备。

（1）养老护理员准备：着装整洁，洁净双手。

（2）老年人准备：老年人平卧于床上，取舒适体位。

（3）环境准备：环境整洁，温、湿度适宜。

（4）用物准备：记录单、笔、毛巾、软枕若干。

步骤 2：沟通。

核对老年人信息，向老年人解释操作的目的及注意事项，征得老年人的同意。

步骤 3：评估。

评估老年人的意识情况和配合程度；评估老年人的肢体活动情况。

步骤 4：讲解示范。

养老护理员耐心地向老年人讲解床上翻身训练的每一步操作要点，并为老年人进行正确示范。

步骤 5：指导训练。

（1）自主向患侧翻身训练：养老护理员站在患侧保护，老年人仰卧在床；指导老年人头部转向患侧；指导老年人健侧手握住患侧手放在腹部，双手叉握，患侧手拇指压在健侧手拇指上；指导老年人健侧腿屈膝，脚平放于床面；指导老年人双手上肢前伸，与躯干成 90 度，指向天花板；指导老年人用健侧上肢的力量带动患侧上肢做左右侧方摆动 2~3 次，当摆向患侧时，借助惯性使双上肢和躯干一起翻向患侧。

（2）自主向健侧翻身训练：养老护理员站在健侧保护，老年人仰卧在床。指导老年人头部转向健侧；指导老年人健侧手握住患侧手放在腹部，双手叉握，患侧手拇指压在健侧手拇指上；指导老年人健侧腿屈膝，插入患侧腿下方，钩住患侧腿踝部；指导老年人双上肢前伸与躯干成90度，指向天花板；指导老年人用健侧上肢的力量带动患侧上肢做左右侧方摆动2~3次，借助惯性使双上肢和躯干一起翻向健侧。

（3）询问老年人自主翻身训练掌握情况，基本掌握后再开始下次训练。

（4）询问老年人无不适后，再重复以上动作，持续训练30分钟。

（5）协助老年人取舒适体位。与老年人沟通本次训练的感受，预约下次训练的时间。见图2-3-19至图2-3-24。

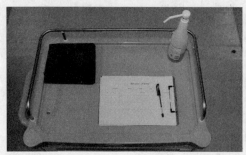
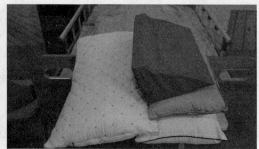

图2-3-19　用物准备

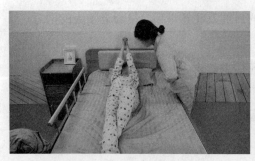
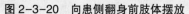
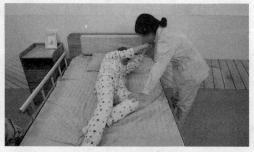

图2-3-20　向患侧翻身前肢体摆放　　　图2-3-21　向患侧翻身

步骤6：整理记录。

整理用物，放回原处。洁净双手，记录老年人的训练情况、老年人的感受和反应。

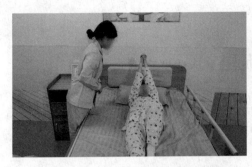
图2-3-22　向健侧翻身前肢体摆放

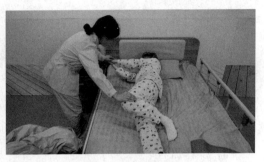
图2-3-23　向健侧翻身

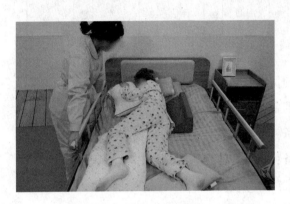
图2-3-24　垫软枕

照护记录单

房间号/床：301室/1床　姓名：张某　性别：女　年龄：68岁

日期	时间	照护内容	签名
2022年2月8日	10：00	指导老年人进行床上翻身运动训练，时间为30分钟，老年人无不适	徐某

2. 照护风险防控

（1）训练过程中防止坠床。

（2）注意偏瘫肢体的保护。

（3）训练过程中及时给予老年人鼓励。

（4）训练过程中注意观察老年人的感受和反应，如有异常，立即停止训练并及时上报。

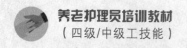

技能操作四

指导老年人自主从仰卧位到床边坐起

【案例】张某，女，68岁，301室1床，左侧偏瘫，高血压病史5年，每日服用降压药。请养老护理员指导老年人自主从仰卧位到床边坐起。

1. 操作流程

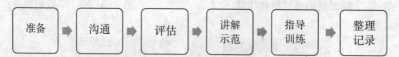

步骤1：准备。

（1）养老护理员准备：着装整洁，洁净双手。

（2）老年人准备：老年人平卧于床上，取舒适体位。

（3）环境准备：环境整洁，温湿度适宜。

（4）用物准备：记录单、笔、毛巾。

步骤2：沟通。

核对老年人信息，向老年人解释操作的目的及注意事项，征得老年人的同意。

步骤3：评估。

评估老年人的意识情况和配合程度；评估老年人的肢体活动情况。

步骤4：讲解示范。

养老护理员耐心地向老年人讲解从仰卧位到床边坐起的每一步操作要点，并为老年人进行正确示范。

步骤5：指导训练。

（1）指导老年人从健侧自主坐起：养老护理员站在老年人健侧保护，打开盖被，放到床尾椅上。指导并适当协助老年人完成从仰卧位到健侧卧位自主翻身；指导老年人用健侧脚钩住患侧脚，将双腿移至床边；指导并协助老年人用健侧手、肘支撑床面，以髋部为轴，使上身向上完成坐起并坐稳。注意保护，并询问老年人感受，有无头晕等情况。

（2）协助躺下：双手扶住老年人肩部，嘱咐老年人慢慢向床上倒下，适时用健侧手、肘支撑床面，躺在床上；协助老年人将双下肢移动到床上；协助老年人调整至舒适卧位。

（3）指导老年人从患侧自主坐起：养老护理员站在患侧保护，指导并适当协助老年人完成从仰卧位到患侧卧位自主翻身；指导老年人用健侧脚协助患侧脚移至床边；指导并协助老年人用健侧手、肘支撑床面，以髋部为轴，使上身向上完成坐起并坐稳。注意保护，并询问老年人感受，有无头晕等情况。

（4）协助躺下：双手扶住老年人肩部，嘱咐老年人慢慢向床上倒下，适时用健侧手、肘支撑床面，躺在床上；协助老年人将双下肢移动到床上；协助老年人调整至舒适卧位。

（5）询问老年人从仰卧位到床边坐起训练的掌握情况。

（6）与老年人沟通本次训练的感受，预约下次训练的时间。见图2-3-25至图2-3-28。

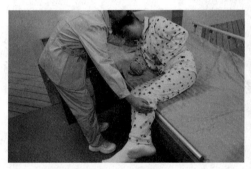

图2-3-25　指导从健侧自主坐起

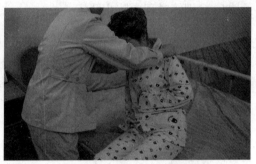

图2-3-26　协助从健侧躺下

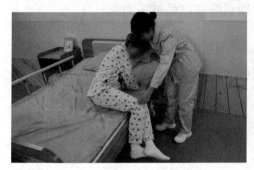

图2-3-27　指导从患侧自主坐起

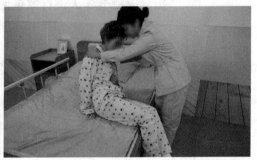

图2-3-28　指导从患侧躺下

步骤6：整理记录。

整理用物，放回原处。洁净双手，记录老年人的训练情况、老年人的感受和反应。

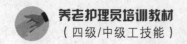

照护记录单

房间号/床：301 室/1 床　姓名：张某　性别：女　年龄：68 岁

日期	时间	照护内容	签名
2022 年 2 月 9 日	15：00	指导老年人自主从仰卧位到床边坐起训练，时间为 30 分钟，老年人无不适	郭某

2. 照护风险防控

（1）训练过程中防止坠床。

（2）注意偏瘫肢体的保护。

（3）训练过程中及时给予老年人鼓励。

（4）训练过程中注意观察老年人的感受和反应，如有异常，立即停止训练并及时上报。

技能操作五

指导偏瘫老年人进行家务活动训练（以叠被子为例）

【案例】张某，女，68 岁，301 室 1 床，左侧偏瘫，高血压病史 5 年，每日服用降压药。请养老护理员指导老年人进行家务劳动训练。

1. 操作流程

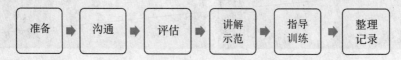

准备 → 沟通 → 评估 → 讲解示范 → 指导训练 → 整理记录

步骤 1：准备。

（1）养老护理员准备：着装整洁，洁净双手。

（2）老年人准备：老年人取舒适体位。

（3）环境准备：环境整洁，温、湿度适宜。

（4）用物准备：记录单、笔、毛巾、口罩。

步骤 2：沟通。

向老年人解释操作的目的及注意事项，征得老年人的同意。

步骤 3：评估。

评估老年人的意识情况和配合程度；评估老年人的肢体活动情况。

步骤 4：讲解示范。

养老护理员耐心地向老年人讲解叠被子的每一步操作要点，并向老年人分步骤进行叠被子示范，让老年人记住一个步骤以后，再进行下一个步骤，以利于老年人记忆和模仿。

步骤 5：指导训练。

（1）养老护理员引导老年人到居室窗前，指导开窗通风。

（2）指导老年人戴好口罩等个人防护用品，在床侧合适位置站稳。

（3）指导老年人分别将一条被子纵向分成三等份，将两边分别向内对折两折；再横向分成四等份，分别从两端向内对折，将被子叠成四边形。叠好以后摆放在床尾椅子上。

（4）让老年人自行训练，如自行叠被子，若需要帮助给予指导。

（5）询问老年人叠被子训练的掌握情况。

（6）协助老年人取舒适体位。与老年人沟通本次训练的感受，预约下次训练的时间。见图 2-3-29 至图 2-3-32。

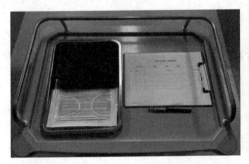

图 2-3-29　用物准备

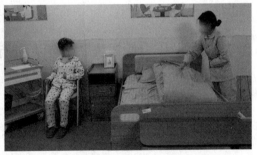

图 2-3-30　示范叠被子

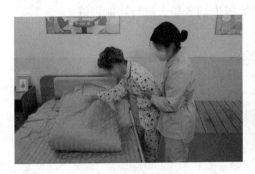

图 2-3-31　指导叠被子

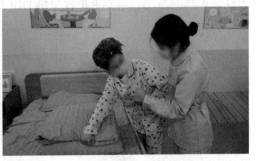

图 2-3-32　及时鼓励

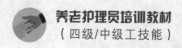

步骤6：整理记录。

整理用物，放回原处。洁净双手，记录老年人的训练情况、老年人的感受和反应。

照护记录单

房间号/床：301 室/1 床　姓名：张某　性别：女　年龄：68 岁

日期	时间	照护内容	签名
2022 年 2 月 10 日	10：00	指导老年人进行家务劳动训练（叠被子），时间为 30 分钟，老年人无不适	林某

2. 照护风险防控

（1）训练过程中防止跌倒。

（2）注意偏瘫肢体的保护。

（3）训练过程中及时给予老年人鼓励。

（4）训练过程中注意观察老年人的感受和反应，如有异常，立即停止训练并及时上报。

二、协助压力性尿失禁老年人进行功能训练

技能操作六

协助压力性尿失禁老年人进行功能训练

【案例】王某，女，82 岁，601 室 1 床，最近在咳嗽、打喷嚏的时候会出现压力性尿失禁的情况。请养老护理员协助压力性尿失禁老年人进行功能训练。

1. 操作流程

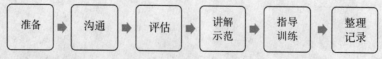

步骤 1：准备。

（1）养老护理员准备：着装整洁，洁净双手。

（2）老年人准备：老年人取舒适体位。

（3）环境准备：环境整洁，温、湿度适宜。

（4）用物准备：记录单、笔。

步骤2：沟通。

向老年人解释操作的目的及注意事项，征得老年人的同意。

步骤3：评估。

评估老年人的意识情况和配合程度；评估老年人的肢体活动情况；询问老年人的压力性尿失禁症状和表现。

步骤4：讲解示范。

养老护理员耐心地向老年人讲解盆底肌肉的位置和盆底肌肉训练的每一步操作要点，并为老年人进行正确示范。

步骤5：指导训练。

（1）养老护理员协助老年人排空膀胱。

（2）指导老年人双腿分开，屈膝，双足平踏于床面上，将注意力集中到盆底肌肉，做好训练准备。

（3）指导老年人像忍大便一样，收缩臀部的肌肉，将肛门向上提，尽量保持2~6秒钟，然后放松2~6秒钟。可用口令指导老年人收缩和放松，收缩的时间以老年人的耐受力为准，从短到长，循序渐进。例如，可以用下面的指令进行指导："收缩，1、2、3；放松，1、2、3。"

（4）如此反复10~15次，每天训练3~8次。

（5）询问老年人盆底肌肉训练的掌握情况。

（6）协助老年人取舒适体位。与老年人沟通本次训练的感受，预约下次训练的时间。见图2-3-33至图2-3-35。

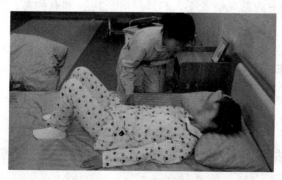

图2-3-33　指导摆放体位

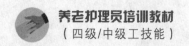
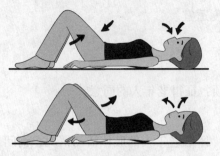

图 2-3-34　指导训练

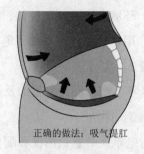

正确的做法：吸气提肛

图 2-3-35　动作要领

步骤 6：整理记录。

整理用物，放回原处。洁净双手，记录老年人的训练情况、老年人的感受和反应。

照护记录单

房间号/床：601 室/1 床　　姓名：王某　　性别：女　　年龄：82 岁

日期	时间	照护内容	签名
2022 年 3 月 2 日	10：00	协助压力性尿失禁老年人进行功能训练，时间为 30 分钟，老年人无不适	郑某

2. 照护风险防控

（1）养老护理员要尊重理解尿失禁的老年人。

（2）训练过程中及时给予老年人鼓励。

（3）指导老年人正确看待尿失禁，主动参与、积极配合训练。

（4）训练过程中注意观察老年人的感受和反应，如有异常，立即停止训练并及时上报。

三、指导老年人使用简易康复器材进行活动或训练

技能操作七

指导老年人使用简易康复器材进行活动或训练

【案例】张某，女，68 岁，301 室 1 床，左侧偏瘫，高血压病史 5 年，每日服用降压药。请养老护理员指导老年人使用简易康复器材进行活动或训练。

1. 操作流程

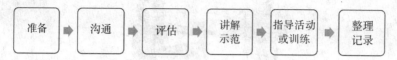

步骤1：准备。

（1）养老护理员准备：着装整洁，洁净双手。

（2）老年人准备：老年人取舒适体位。

（3）环境准备：环境整洁，温、湿度适宜。

（4）用物准备：记录单、笔、毛巾。

步骤2：沟通。

向老年人解释操作的目的及注意事项，征得老年人的同意。

步骤3：评估。

评估老年人的意识情况和配合程度；评估老年人的肢体活动情况。

步骤4：讲解示范。

养老护理员耐心地向老年人讲解使用简易康复器材进行活动或训练的每一步操作要点，并为老年人进行正确示范。

步骤5：指导活动或训练。

（1）养老护理员指导并协助老年人做热身运动。

（2）养老护理员协助老年人使用简易康复器材，在老年人旁边保护老年人，带领老年人使用简易康复器材进行活动。

（3）活动中注意观察老年人的反应，如发现其厌烦、劳累，要及时调整或停止活动，并及时帮助喝水或擦去汗水。对老年人的良好表现及时提出表扬和鼓励，以维持其活动的兴趣和信心。

（4）根据康复训练或活动计划，可于适当时间结束活动。休息之前，做放松运动。

（5）询问老年人使用简易康复器材进行活动或训练的掌握情况。

（6）协助老年人回房间取舒适体位。与老年人沟通本次活动或训练的感受，预约下次活动或训练的时间。见图2-3-36至图2-3-38。

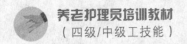
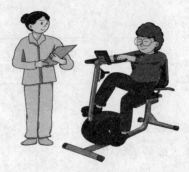

图 2-3-36　指导使用功率自行车活动

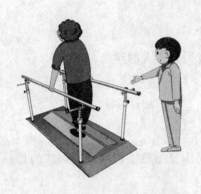

图 2-3-37　指导使用平衡杠活动

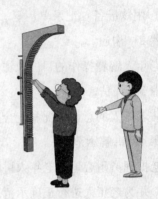

图 2-3-38　指导使用肩梯活动

步骤 6：整理记录。

整理用物，放回原处。洁净双手，记录老年人活动或训练的情况、老年人的感受和反应。

照护记录单

房间号/床：301 室/1 床　姓名：张某　性别：女　年龄：68 岁

日期	时间	照护内容	签名
2022 年 2 月 14 日	15：00	指导老年人使用简易康复器材进行活动或训练，时间为 30 分钟，老年人无不适	周某

2. 照护风险防控

（1）训练过程中防止老年人跌倒。

（2）注意偏瘫肢体的保护，不可拖拉拽。

（3）训练过程中及时给予老年人鼓励。

（4）训练过程中注意观察老年人的感受和反应，如有异常，立即停止训练并及时上报。

四、老年人坐位或站立位的平衡训练

技能操作八

指导偏瘫老年人进行坐位平衡训练

【案例】张某，女，68岁，301室1床，左侧偏瘫，高血压病史5年，每日服用降压药。请养老护理员指导老年人进行坐位平衡训练。

1. 操作流程

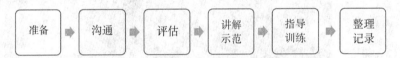

步骤1：准备。

（1）养老护理员准备：着装整洁，洁净双手。

（2）老年人准备：老年人平卧于床上，取舒适体位。

（3）环境准备：环境整洁，温、湿度适宜。

（4）用物准备：记录单、笔、毛巾、小玩偶等。

步骤2：沟通。

核对老年人信息，向老年人解释操作的目的及注意事项，征得老年人的同意。

步骤3：评估。

评估老年人的意识情况和配合程度；评估老年人的肢体活动情况。

步骤4：讲解示范。

养老护理员耐心地向老年人讲解坐位平衡训练的每一步操作要点，并为老年人进行正确示范。

步骤5：指导训练。

（1）养老护理员协助老年人在床边坐起，指导并协助老年人做热身运动。

（2）老年人取坐位，坐在镜子前，手置于身体两侧或大腿部，保持心情放松。

（3）静态平衡训练：在不受外力作用的前提下保持静态独立坐位姿势的训练，老年人通过协调躯干肌肉以保持身体直立。

（4）自动态平衡训练：养老护理员站在老年人患侧稍前方，将手中的物品放在老年人身体周围正前方、侧前方、正上方、侧上方、正下方和侧下方，让老年人触摸。

（5）他动态平衡训练：嘱老年人用健侧手抱住患侧手放在胸前，养老护理员保护好老年人，轻轻地向老年人的前后左右分别施加外力，让老年人身体回正。

（6）根据康复训练计划，可在适当时间结束训练。休息之前，做放松运动。

（7）询问老年人坐位平衡训练的掌握情况。

（8）协助老年人取舒适体位。与老年人沟通本次训练的感受，预约下次训练的时间。见图2-3-39至图2-3-41。

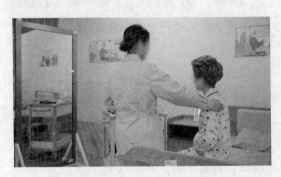

图2-3-39　静态平衡训练

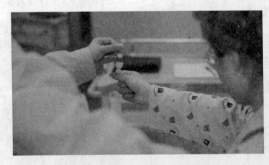

图2-3-40　自动态平衡训练

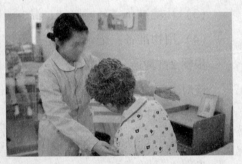

图2-3-41　他动态平衡训练

步骤6：整理记录。

整理用物，放回原处。洁净双手，记录老年人训练的情况、老年人的感受和反应。

照护记录单

房间号/床：301 室/1 床　姓名：张某　性别：女　年龄：68 岁

日期	时间	照护内容	签名
2021 年 9 月 15 日	15：00	指导老年人进行坐位平衡训练，时间为 30 分钟，老年人无不适	刘某

2. 照护风险防控

（1）训练过程中防止老年人跌倒。

（2）注意偏瘫肢体的保护，不可拖拉拽。

（3）训练过程中及时给予老年人鼓励。

（4）训练过程中注意观察老年人的感受和反应，如有异常，立即停止训练并及时上报。

技能操作九

指导偏瘫老年人进行站立位平衡训练

【案例】张某，女，68 岁，301 室 1 床，左侧偏瘫，高血压病史 5 年，每日服用降压药。请养老护理员指导老年人进行站立位平衡训练。

1. 操作流程

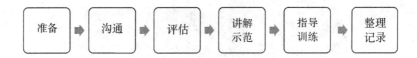

准备 ➡ 沟通 ➡ 评估 ➡ 讲解示范 ➡ 指导训练 ➡ 整理记录

步骤 1：准备。

（1）养老护理员准备：着装整洁，洁净双手。

（2）老年人准备：老年人坐在椅子上，取舒适体位。

（3）环境准备：环境整洁，温、湿度适宜。

（4）用物准备：记录单、笔、毛巾、小玩偶等。

步骤 2：沟通。

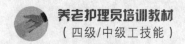
核对老年人信息，向老年人解释操作的目的及注意事项，征得老年人的同意。

步骤3：评估。

评估老年人的意识情况和配合程度；评估老年人的肢体活动情况。

步骤4：讲解示范。

养老护理员耐心地向老年人讲解站立位平衡训练的每一步操作要点，并为老年人进行正确示范。

步骤5：指导训练。

（1）养老护理员指导并协助老年人做热身运动。

（2）协助老年人取站立位，站在镜子前，双足分开与肩同宽。

（3）静态平衡的训练：嘱老年人平视前方，用健侧手扶着拐杖站立，养老护理员在老年人的患侧保护。经过一段时间的训练，再锻炼老年人独立站立的能力，将拐杖移开，让老年人独立站立，养老护理员在老年人的患侧身旁保护。

（4）动态平衡的训练：护理员站在老年人患侧稍前方保护老年人，将手中的物品放在老年人身体周围正前方、侧前方、正上方、侧上方、正下方和侧下方，让老年人触摸。

（5）根据康复训练计划，可在适当时间结束训练。休息之前，做放松运动。

（6）协助老年人坐下，取舒适体位，询问老年人坐位平衡训练的掌握情况。

（7）协助老年人取舒适体位。与老年人沟通本次训练的感受，预约下次训练的时间。见图2-3-42至图2-3-44。

步骤6：整理记录。

整理用物，放回原处。洁净双手，记录老年人训练的情况、老年人的感受和反应。

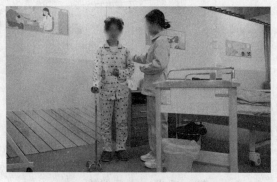

图2-3-42　拄拐杖站立平衡训练

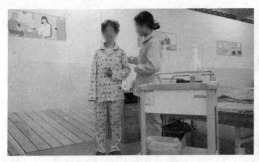
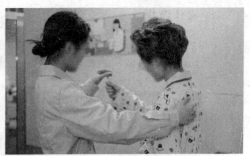

图2-3-43 独立站立平衡训练　　　　图2-3-44 动态站立平衡训练

照护记录单

房间号/床：301室/1床　姓名：张某　性别：女　年龄：68岁

日期	时间	照护内容	签名
2021年10月15日	15：00	指导老年人进行站立位平衡训练，时间为30分钟，老年人无不适	徐某

2. 照护风险防控

（1）训练过程中防止老年人跌倒。

（2）注意偏瘫肢体的保护，不可拖拉拽。

（3）训练过程中及时给予老年人鼓励。

（4）训练过程中注意观察老年人的感受和反应，如有异常，立即停止训练并及时上报。

五、日常生活类辅助器具及使用

技能操作十

指导老年人使用日常生活类辅助器具

【案例】张某，女，68岁，301室1床，左侧偏瘫，高血压病史5年，每日服用降压药。请养老护理员指导老年人使用日常生活类辅助器具。

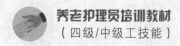

1. 操作流程

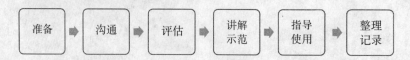

准备 ➡ 沟通 ➡ 评估 ➡ 讲解示范 ➡ 指导使用 ➡ 整理记录

步骤1：准备。

（1）养老护理员准备：着装整洁，洁净双手。

（2）老年人准备：老年人取舒适体位。

（3）环境准备：环境整洁，温湿度适宜。

（4）用物准备：记录单、笔、日常生活类辅助器具。

步骤2：沟通。

向老年人解释操作的目的及注意事项，征得老年人的同意。

步骤3：评估。

评估老年人的意识情况和配合程度；评估老年人的肢体活动情况。

步骤4：讲解示范。

养老护理员耐心地向老年人讲解使用日常生活类辅助器具的每一步操作要点，并为老年人进行正确示范。

步骤5：指导使用。

（1）养老护理员指导并协助老年人使用日常生活类辅助器具。

（2）询问老年人使用日常生活类辅助器具的掌握情况。

（3）请老年人独立使用日常生活类辅助器具。

（4）协助老年人取舒适体位。与老年人沟通本次训练的感受，预约下次训练的时间。见图2-3-45至图2-3-47。

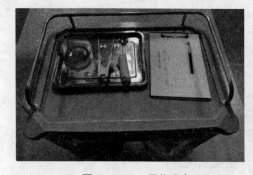

图2-3-45　用物准备

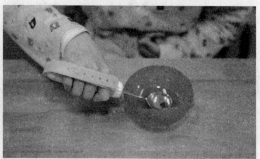

图2-3-46　指导使用防抖勺、碗

步骤6：整理记录。

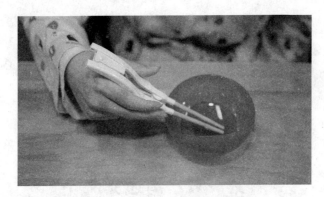

图 2-3-47　指导使用防抖筷、碗

整理用物，放回原处。洁净双手，记录老年人训练的情况、老年人的感受和反应。

照护记录单

房间号/床：301 室/1 床　　姓名：张某　　性别：女　　年龄：68 岁

日　期	时间	照护内容	签名
2021 年 9 月 19 日	15：00	指导老年人使用日常生活类辅助器具，时间为 30 分钟，老年人无不适	郭某

2. 照护风险防控

（1）依据老年人的身体情况、经济状况、文化程度等选择适合的辅助器具。

（2）训练前需经家属同意，在康复治疗师评估确认后方可进行，训练过程中注意观察老年人有无异常，多用鼓励语言，注意老年人的安全。

（3）训练的强度应循序渐进，以老年人的耐受力为准。

第四章　心理支持

第一节　沟通交流

> **学习要点**
>
> 1. 与老年人和家属沟通
> 2. 与团队成员沟通

一、与老年人和家属沟通

技能操作一

与老年人和家属沟通

【案例】张某，女，68 岁，301 室 1 床，左侧偏瘫，高血压病史 5 年，每日服用降压药。请养老护理员与老年人及家属沟通。

1. 操作流程

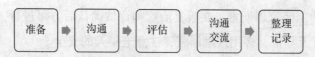

步骤 1：准备。

（1）养老护理员准备：着装整洁，洁净双手。

（2）老年人准备：老年人取舒适体位。

（3）环境准备：环境整洁，温湿度适宜。

（4）用物准备：记录单、笔。见图 2-4-1。

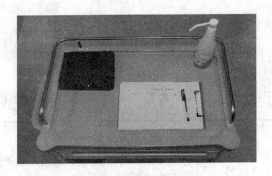

图2-4-1　用物准备

步骤2：沟通。

向老年人解释沟通交流的目的及注意事项，征得老年人的同意。

步骤3：评估。

评估老年人的意识情况和配合程度；评估老年人的语言功能、听力、理解能力。

步骤4：沟通交流。

（1）将所准备的材料条理清晰地向老年人家属讲述。

（2）适时询问老年人和家属，自己是否讲述清楚，并回答老年人和家属的提问。

（3）与老年人和家属商量如何处理遇到的问题，并达成一致。商量的过程养老护理员应态度友好、耐心，并积极促进事情的解决。如果老年人或家属表达不同意见或者情绪激动，先安抚其情绪，自己难以应对时，需要请求上级或其他人员帮助。

（4）结束谈话前，就达成一致的结论再次重复，以确认最后的解决方案。见图2-4-2。

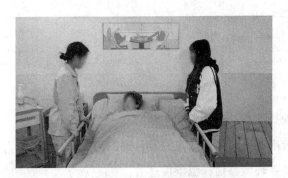

图2-4-2　与老年人及家属沟通交流

步骤5：整理记录。

整理用物，放回原处。洁净双手，记录老年人的感受和表现。

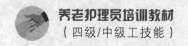

<h1 style="text-align:center">照护记录单</h1>

房间号/床：301 室 1 床　姓名：张某　性别：女　年龄：68 岁

日期	时间	照护内容	签名
2022 年 1 月 5 日	11：00	与老年人及家属沟通康复训练的效果和接下来的训练计划，老年人无不适	林某

2. 照护风险防控

（1）不要当面评价老年人和家属的不良情绪和不当行为，描述应客观，不要加入"不好""不对""不应该"等评价。

（2）与老年人和家属沟通后，要记录沟通的时间、参与人员、内容、解决方法、结果并请其签字。将记录保存好，以便日后备查。

（3）避免与家属发生语言等冲突。

二、与团队成员的沟通

技能操作二

<h3 style="text-align:center">与团队成员的沟通</h3>

1. 操作流程

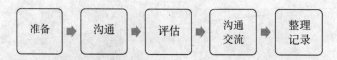

步骤 1：准备。

（1）养老护理员准备：着装整洁，洁净双手。

（2）团队成员准备：与团队成员约定沟通的时间、地点。

（3）环境准备：环境整洁，温湿度适宜。

（4）用物准备：记录单、笔。

步骤 2：沟通。

向团队成员解释沟通的目的及注意事项，征得其同意。

步骤 3：评估。

评估团队成员可能有的信息或资源。

步骤 4：沟通交流。

（1）养老护理员介绍自己需要沟通的问题，想要达成的效果，需要团队成员做些什么。

（2）了解团队成员对此的看法，征求对方的意见。

（3）达成一致后，在结束谈话前，需要再次确认双方商量好的意见，以免出错，并对团队成员表示感谢。见图 2-4-3。

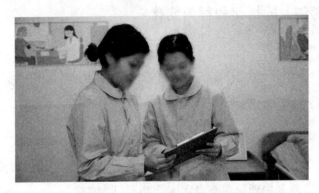

图 2-4-3　与团队成员沟通交流

步骤 5：整理记录。

整理用物，放回原处。洁净双手，记录沟通的内容及结果。

2. 照护风险防控

（1）沟通时需要平等友好交流，尊重同事，多征求同事的意见，不要用命令的口气，这样会引起同事的反感，影响沟通效果。

（2）在与团队成员沟通中，要注意各自观点不同、视角不同，有时不能达成一致，这时应围绕如何为老年人提供高质量服务为中心，勇于担责，不推卸责任。

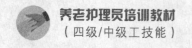
第二节　精神慰藉

1. 观察老年人的情绪和行为
2. 对老年人进行精神慰藉

一、观察老年人的情绪和行为变化

技能操作一

观察老年人情绪和行为的变化

【案例】张某，女，68岁，301室1床，左侧偏瘫，高血压病史5年，每日服用降压药。张奶奶最近总觉得自己不方便活动，子女也不经常来探望，因此情绪低落，整日唉声叹气，请养老护理员观察老年人情绪和行为的变化。

1. 操作流程

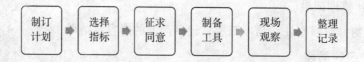

步骤1：制订计划。

对老年人的情绪观察是在日常工作中开展的，而不是一项单独的行为。养老护理员需要清楚今天观察内容、观察时间、观察人员工作分配等，形成工作计划。

步骤2：选择指标。

设定要观察的指标：如情绪、语言、行为、进食、参加社交活动、社会交往等。行为可以具体化到什么样的行为，有无攻击行为、游走行为等。

步骤3：征求同意。

开展观察工作，要事先征得老年人、家属和上级领导的同意。

步骤4：制备工具。

制作观察工具或卡片，养老护理员要在卡片上具体写明观察的内容、观察时间、观察人员、记录时间等。

步骤 5：现场观察。

（1）观察老年人每日生活活动并记录。

（2）根据观察工具和观察计划，观察老年人一天的语言、行为。

（3）必要的时候，在取得老年人和家属同意的前提下，养老护理员可以用录像或录音的方式记录老年人的情绪和行为。

步骤 6：整理记录。

整理归纳收集的资料，评价老年人的心理和行为变化情况并记录老年人的感受和表现。见图 2-4-4 至图 2-4-6。

日期	星期一	星期二	星期三	星期四	星期五	星期六	星期日
情绪状态							

图 2-4-4　老年人每周情绪记录表

日期	星期一	星期二	星期三	星期四	星期五	星期六	星期日
异常语言							

图 2-4-5　老年人异常语言记录表

日期	星期一	星期二	星期三	星期四	星期五	星期六	星期日
异常行为							

图 2-4-6　老年人异常行为记录表

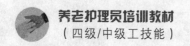
照护记录单

房间号/床：301 室/1 床　姓名：张某　性别：女　年龄：68 岁

日期	时间	照护内容	签名
2022 年 1 月 30 日	9：00	观察老年人情绪和行为的变化，张奶奶情绪低落，唉声叹气	李某

2. 照护风险防控

（1）养老护理员应在老年人熟悉的环境中观察其情绪和行为，以排除陌生环境对情绪和行为的干扰。

（2）观察前需经老年人和家属同意。

（3）应注意保护老年人隐私，不随意把观察结果讲给不相关人员。

二、识别老年人情绪和行为变化的原因

技能操作二

识别老年人情绪和行为变化的原因

【案例】张某，女，68 岁，301 室 1 床，左侧偏瘫，高血压病史 5 年，每日服用降压药。张奶奶最近总觉得自己不方便活动，子女也不经常来探望，因此情绪低落，整日唉声叹气。请养老护理员识别老年人情绪和行为变化的原因。

1. 操作流程

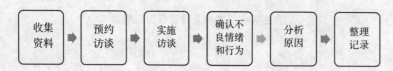

步骤 1：收集资料。

通过查阅老年人的入院档案、与老年人本人和家属交谈的方式收集老年人的资料，包括个人基本资料、疾病史、性格特点、经济状况和兴趣爱好等。

步骤 2：预约访谈。

向老年人解释操作的目的及注意事项，征得老年人的同意。

步骤 3：实施访谈。

（1）根据收集的资料提前列好访谈提纲。

（2）按照访谈提纲与老年人进行访谈，访谈的时候，养老护理员应首先以开放性提问为主，在逐渐了解了相关问题之后，再辅以封闭性提问。

步骤 4：确认不良情绪和行为。

养老护理员从访谈得到的信息中提取出老年人目前存在的不良情绪和行为，并与老年人确认。

步骤 5：分析原因。

（1）针对存在的不良情绪和行为与老年人共同讨论其产生的原因，包括客观的和主观的原因。

（2）针对主观原因，指导老年人正确看待其所面对的问题，避免以偏概全、绝对化和灾难化的不合理信念。

（3）针对客观原因，与老年人共同讨论这些问题的严重程度和紧迫程度，将问题分解，并制订解决问题的方案和计划，鼓励老年人增强信心。

步骤 6：整理记录。

整理归纳收集的资料，记录老年人的情绪和行为改变、引起这些改变的原因、谈话结束时老年人的情绪和行为表现、改进建议。见图 2-4-7、图 2-4-8。

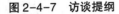

访谈提纲

您今天感觉怎么样？

我看到您刚刚在叹气，能跟我说说最近发生了什么重要的事情吗？

这件事情对您的情绪产生了什么影响？

这件事情对您的行为产生了什么影响？

图 2-4-7　访谈提纲

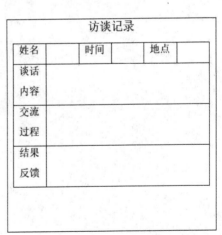

图 2-4-8　访谈记录

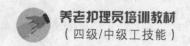
照护记录单

房间号/床：301 室/1 床　姓名：张某　性别：女　年龄：68 岁

日期	时间	照护内容	签名
2022 年 1 月 30 日	11：00	识别老年人情绪和行为变化的原因，是因为老年人总觉得自己不方便活动，子女也不经常来探望	王某

2. 照护风险防控

（1）养老护理员应在老年人熟悉的环境中观察其情绪和行为，以排除陌生环境对情绪和行为的干扰。

（2）观察前需经老年人和家属同意。

（3）访谈应亲切自然，避免过于生硬。

（4）应注意保护老年人隐私，不把访谈结果讲给不相关人员。